中医药临床新探索

邵蔚连　著

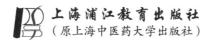
上海浦江教育出版社
（原上海中医药大学出版社）

图书在版编目(CIP)数据

中医药临床新探索/邵蔚连著.—上海：上海浦江教育
出版社有限公司,2018.11
ISBN 978-7-81121-579-3

Ⅰ.①中… Ⅱ.①邵… Ⅲ.①中医临床 Ⅳ.①R24

中国版本图书馆 CIP 数据核字(2018)第 269801 号

上海浦江教育出版社(原上海中医药大学出版社)出版

社址：上海海港大道 1550 号上海海事大学校内　邮政编码：201306
分社：上海蔡伦路 1200 号上海中医药大学校内　邮政编码：201203
电话：(021)38284912(发行)　38284923(总编室)　38284910(传真)
E-mail：cbs@shmtu.edu.cn　URL：http://www.pujiangpress.cn
上海商务联西印刷有限公司印装　上海浦江教育出版社发行
幅面尺寸：146 mm×210 mm　印张：5.625　字数：99 千字
2018 年 11 月第 1 版　2018 年 11 月第 1 次印刷
责任编辑：黄　健　封面设计：赵宏义
定价：35.00 元

自　序

习近平总书记说："中华文明绵延数千年,有其独特的价值体系。中华优秀传统文化已经成为中华民族的基因,植根在中国人内心,潜移默化影响着中国人的思想方式和行为方式。今天,我们提倡和弘扬社会主义核心价值观,必须从中汲取丰富营养,否则就不会有生命力和影响力。"

《黄帝内经》是中医药的文化基因,以《黄帝内经》为代表的哲学理念是中医药永不枯竭的源泉。即使在现代医药高度发达的今天,《黄帝内经》的哲学智慧仍然是帮助我们战胜疾病的法宝。

但世人对《黄帝内经》的评价却是毁誉交加的:一方面称它为中国传统医药的奠基之作;一方面又评说此书为周秦的医家所编,托名"黄帝"只是为了取得世人的重视而已。

在《黄帝内经》的时代,中医药还处于萌芽状态。《素问·移精变气论》说:"余闻古之治病,惟其移精变气,可祝由而已。今世治病,毒药治其内,针石治其外,或愈或不愈,何也? 岐伯对曰:往古人居禽兽之间,动作以避寒,阴居以避暑,内无眷慕之累,外无伸官之形,此恬惔之世,邪不能深入也。故毒药不能治其内,针石不能治其外,故可移精祝由而已。当今之世不然也,忧患缘其内,苦形伤其外,又失四时之从,逆寒暑之宜,贼风数至,虚邪朝夕,内至五脏骨髓,外伤空窍肌肤,所以小病必甚,大病必死,故祝由不能已也。"

这是描绘中国上古时代的最生动的文字。上古时代的人生活在禽兽之间,依靠运动产生的热量来驱除冬季的寒冷,躲在阴凉的地方来避暑。这就是说:那时的人还没有学会搭建房屋,而是以天然的洞穴为家,也没有衣服可以遮体御寒。这与"北京人"生活的时代相差无几。

原始社会是一个安静而平淡的世界。个人没有财产,人与人平等相处,精神上不为物欲所累,肉体上没有繁重的劳动。《素问·上古天真论》说得很详尽:"气从以顺,各从其欲,皆得所愿,故美其食,任其服,乐其俗,高下不相慕,其民故曰朴。是以嗜欲不能劳其目,淫邪不能惑其心,愚智贤不肖不惧于物……"朴就是朴素,心平则气顺,无欲则刚强,精神健康则病邪就不能深入人体。所以,上古时的人患了病,内不需要服用强烈的药物,外不须针刺和砭石,只需用祝由法来转移人的精神,改变气的运行。

到了黄帝的时代生活就不是这样了,生活的忧患在其内心,繁重的劳动劳累其肉体,又不能顺从四时的季节来养生，不管严寒酷暑都要下地劳作，不正常的气候不断地到来，与伤人的邪气朝夕相处，内可至肝、心、脾、肺、肾五个生命系统，外可伤及呼吸道和毛孔，所以小病会酿成大病，大病一定会导致死亡，上古的祝由疗法再也没有用处了。

黄帝时代的治病除了九针和砭石，还开始试用药物。医生仍然由巫者兼任，还没有成为一种职业。所以，黄帝向岐伯请教医药的顶层设计才显得合情合理。

《黄帝内经》时代的医药正处于萌芽阶段。《素问·阴阳应象大论》曰："故病之始起也，可刺而已，其盛，可待衰而已。"这是说在疾病的初起阶段可以用刺法来治疗，对于病势凶险的，则要等到缓和了才能施用针术。《灵枢·逆顺》说："《刺法》曰：无刺熇熇之热，无刺漉漉之汗，无刺浑浑之脉，无刺病与脉相逆者。"《刺法》是一部古医经，《刺法》列出了四种禁刺的范围：①病人高热的不能施用针法；②病人大汗的不能施用针法；③病人脉象模糊难辨的不能施用针法；④疾病与脉象相反的不能施用针法。

这就可以理解为什么《黄帝内经》全书只有十几张简单的处方，没有一张是用于急救的。黄帝与岐伯等人的讨论，集中在如何运用阴阳、五行等哲学理念来统帅医药学。

先有顶层设计，后置临床实践，这就是中国传统医药的历史事实。

后人评价《黄帝内经》有论无方，不能直接为临床服务。说这话的人不知道《黄帝内经》的文化基因是中医药的灵魂。其最直接的后果是,在中国的高等中医药学校中,学生只学习《黄帝内经》的选编。既然老师说《黄帝内经》没有临床的意义,那就没有阅读的必要了。

所以学习《黄帝内经》原著的人越来越少,能读懂它的人那就更少了。一部宝书就这样静静地躺在书架上,等待人们去发掘。

中国有句名言:不为良相愿为良医。《素问》《灵枢》是不少儒家必读的经典之一,古人把读书人出身的医生称之为儒医。这是因为儒医从小就接受了《黄帝内经》的熏陶,容易入门。苏州是出儒医的地方,俞志高在《吴中名医录》中详尽地记载了吴中名医的师从,好多名医都是从《素问》《灵枢》步入医药殿堂的。

《黄帝内经》是我读过的第一部中医著作,全书充满了古人的大智慧,言简意赅,让人常读常新。

王卓人医师,无锡人,苏州名医李畴人的高足,深得乃师之真传,医术高超,求医者不绝于门,名噪一时。王老宅心仁厚,诲人不倦,他收我为弟子学习中医药。

王老知道我一直想了解他研究鞣质中药的心得。王老曾对我说:"学医之道在于思,运用之妙存乎心,古人叫圆机活法。要把书嚼烂了才能变成自己的知识。"王老过了一会又接着说:"有机会你可以多读一些西医的著作,古人对人体的知识是有限的,有时甚至是错误的,吸取先进的科学知识是中医药前行的动力。比如对于鞣质中药的运用要不要遵循传统的理论,古人认为酸性的中药有收敛、固涩的功能,过早使用鞣质中药会使疾病留恋不去。你说这个理论科学吗?现代药理研究表明:鞣质中药具有广谱的抗菌作用,对于痢疾杆菌、葡萄球菌、伤寒杆菌等均有很强的抑制力,这些细菌就生活在人的肠道中,口服鞣质中药通过胃肠道吸收,应该是首选呀,为什么不能先用呢?"过了好久王老又意味深长地说:"《黄帝内经》是一部好书,有的问题困扰我几十年了,想不到答案竟然就在上面。身怀宝藏不识宝,这才是中医药的悲哀。"

王卓人老师的亲切教诲历久弥新。退休后,我决心把我对《黄帝内经》的感悟写出来。一个中药师要写读《黄帝内经》的感悟这篇大文章是不是有些不自量力?经过十年的努力我成功了,书名《黄帝内经新探索》,2015 年由四川科学技术出版社出版。

《黄帝内经新探索》的出版并不是一帆风顺的,书稿到了编辑那里并没有得到首肯,理由是作品的科学性不够强。

怎么才能提高这书的科学性呢?

这让我一筹莫展。这时我突然想起了退休教授范伯群老师。也许是病笃乱投医,我竟打电话向他求助。范伯群教授是苏州大学中文系博士生导师,致力于鲁迅先生的研究,晚年专攻通俗文化。没有想到八十高龄的范教授欣然同意为我的书把把脉。这让我喜出望外！接下来会发生什么事情我也不敢寄予厚望。过了三天他打电话给我说："稿子看过了，你过来吧。"范教授从钟楼头搬走后就住在杨枝新村，与我的住地相距不过一站路。到了范家，我忐忑不安地问："稿子还看得下去吧？"范教授笑着说："看得下去的，民国时期上海有个叫恽铁樵的作家，笔仗打不过文学名人，就跑到家乡去当了中医，凭什么？《黄帝内经》是古文的童子功，有道是以儒入医者易，仗着幼年的古文功底，恽铁樵很快地步入了中医的殿堂，没有几年便无师自通成为当地的名医，因为耳朵有点背当地人称他为聋仙。恽铁樵不仅行医，还办起了医药函授学校，著作有《药庵医学丛书》，摞起来有厚厚一大叠。为了研究恽铁樵我读过他的《药庵医学丛书》，对于中医我不算是外行。"

范教授提了两条修改意见：①顶层设计要加强。从顶层设计来研究《黄帝内经》这是稿子的亮点。②宗教这条线要放弃。黄帝主张无为而治，《五藏别论》说："拘于鬼神者，不可与言至德。"上古没有宗教，中国本土的道教诞生于东汉，尊老子为祖师，距离黄帝有三千多年，何必画蛇添足？

君子一席话，胜读十年书，这才是高人。回到家中我开始用顶层设计来构架全书。修改后的稿件很快得到了出版社的认可，从选题到三审一路顺风。

在我国，中医药教育采用的是现代化模式，以科学为抓手,以疾病为大纲。中医药的科学性因此获得了提升,中医药的文化基因却被弱化了。中医的童子功不足,碰到疑难杂症就缺少应变的能力。

王卓人老师说:"尽信书,则不如无书。学医之道在于思,运用之妙存乎心。吸取先进的科学知识是中医药前行的动力。"

举个例子,中医师仅仅知道梅尼埃病的成因是耳道内膜迷路积水,那是不够的,还得学会用中医药的文化基因来诠释积水的成因,这才能够实现梅尼埃病的精确治疗。

范伯群老师说:"《黄帝内经》是医古文的童子功。"

没有《黄帝内经》的功底,那就无法诠释疑难杂症的来龙去脉,也就找不到中药精准治疗的最佳方案。

好多中医师抱怨说:"中医的处境是很可怜的,只能看些无关紧要的疾病,重病大病都找西医去了,根本没有中医的机会。"

这个说法有失公平。《素问·八正神明论》说:"上工救其萌芽,下工救其已成,救其已败。"中医的特长就是治疗萌芽期的疾病。

当消化道细胞出现角化的时候,用中药加以控制,消化道细胞角化那可是癌变的前兆,控制它这就是救其萌芽啊!

《素问·阴阳应象大论》说:"故邪风之至,疾如风雨。故善治者,治其皮毛,其次治其肌肤,其次治筋脉,其次治六腑,其次治五脏。治五脏者,半生半死。"善治者,就是上工,上工治疗的就是皮毛之疾的。治疗皮毛之疾的方法很简单,汤液十日,十日没好的再用药剂治疗。

对于中华优秀的传统文化,习近平总书记提出:要在继承中发展,在发展中继承。要在继承中发展,那是说中医药的文化基因还需要充实完善;要在发展中继承,那是说要在临床用好中医药的文化基因。

中医药的文化基因就是哲学理念,哲理无处不在。

本书拟从临床角度,应用东方传统哲学的理念和《黄帝内经》的文化"基因",对中医药作一新的探索。是否合理,还望同行与读者指正。

是为序。

邵蔚连

2018 年春节

目　录

第一章
大卫生大健康时代的中医药

中国进入新时代,中央组建了国家卫生健康委员会,提出了大卫生大健康的概念。这就给中国的医药界提出了新的要求:医生除了治病以外,要从顶层设计对人民群众的卫生和健康进行早期的干预;未病先防,治疗萌芽期的疾病,减少重大疾病的发生率。这正是中医药的长处。

《素问·上古天真论》说:"上古之人,其知道者,法于阴阳,和于术数,饮食有节,起居有常,不妄作劳,故能形与神俱,而尽终其天年,度百岁乃去。"这段话的意思是说:在上古时代,凡是知道生命规律的人,生活上都会效法于天地的阴阳规律,调和于天地将发生的变化,饮食要有节制,起居要合常规,不反常地劳累,所以能做到形与神俱,享受天赐的寿命,度过百岁才去世。

《内经》提出了"形与神俱"(《素问·上古天真论》)的概念,形是形体,神是精神,俱是全,形与神俱,就是肉体与精神都健康,这就是大健康的概念。

怎样才能做到形与神俱呢?《内经》提出了饮食要有节制、起居要合常规、不反常地过度劳累等三个方面,归纳起来就是一句话:要控制自己的欲望。《素问·上古天真论》说:"恬惔虚无,正气从之。精神内守,病安从来。"恬是安静,惔是淡薄,虚是空虚,无是无欲。只有在恬惔虚无的状态下,人的正气才会顺从人的意志抵御外邪。

有了健康的心态才能有健康的身体。《素问·上古天真论》说:"是以志闲而少欲,心安而不惧,形劳而不倦。气从以顺,各从其欲,皆得所愿,故美其食,任其服,乐其俗,高下不相慕,其民故曰朴。是以嗜欲不能劳其目,淫邪不能惑其心,愚智贤不肖不惧于物,故合于道。所以能年皆度百岁而动作不衰者,以其德全不危也。"

"食饮有节"说的是饮食健康问题。健康是从饮食开始的。大家知道饮食的目的是摄取能量。所以饮食的原则是,身体需要什么那就补充什么,身体需要多少那就摄入多少。

吃少了,能量不足,身体的抗病能力下降,疾病会乘虚而入。吃多了,营养过剩,胃肠道负担过重,能量消耗不了就会转化成脂肪,肥胖会引起血糖升高、血脂过高,血管中的脂质体依附在管壁上,血流不畅,这就会产生高血压、冠心病等心脑血管疾病。

饮食也需要注意阴阳平衡。《素问·阴阳应象大论》说:"阴味出下窍,阳气出上窍。味厚者为阴,薄为阴之阳。

气厚者为阳,薄为阳中之阴。味厚则泄,薄则通。气薄则发泄,厚则发热。壮火之气衰,少火之气壮。壮火食气,气食少火。壮火散气,少火生气,气味辛甘发散为阳,酸苦涌泄为阴。"

如果从食物在身体中的代谢途径来分辨阴阳。那么阴性的食物通过下面的孔窍(前后阴)排出体外,阳性的食物从上身的孔窍(五官和毛孔)排出体外。

如果从味觉和嗅觉来区分食物的阴阳。味道浓厚的食物属于阴,味道淡薄的食物属于阴中之阳。气味强烈的食物属于阳,气味淡薄的食物属于阳中之阴。

味厚的食物能疏泄阴道,味薄的食物能通利阳道。气薄的食物有发泄的作用,气厚的食物会产生热量。阳性的食物产热,所以要消耗能量,阳中之阴的食物能产生能量,所以说阳性的食物消耗气,阳中之阴的食物养气。归纳起来:气味辛甘的食物有发散的作用为阳,气味酸苦的食物有涌泄的作用为阴。这就是食物的阴阳。

举个例子:好多人喜欢喝酒,尤其是茅台、五粮液之类高档白酒,好酒者趋之若鹜。白酒古称烧酒,气味强烈,属于阳,其性大热,其味辛甘,有发散寒邪的作用,历代有许多本草书言烧酒有大毒,被列为下品,下品的特点是能够治病,但不能常用之物。

烧酒是通过蒸馏得来的酒露。李时珍在《本草纲目》的"烧酒"条中说:"烧酒非古法也,自元时始创其法。用浓酒和糟入甑,蒸令气上,用器承接滴露,凡酸坏之酒皆可蒸烧,近时唯以糯米或粳米或黍或秫或大麦蒸熟,和曲,酿瓮中七日,以甑蒸取,其清如水,极浓烈,盖酒露也。"

《本草纲目》认为,烧酒辛甘大热,有大毒。时珍曰:饮烧酒败胃伤胆,丧心损寿,甚则黑肠腐胃而死。与姜蒜同食令人生痔,令冷水、绿豆粉解其毒。又言:烧酒纯阳毒物也。其味辛甘,升阳发散,其气燥热,胜湿祛寒,故能开怫郁而消沉积,通膈噎而散痰饮,治泄疟而止冷痛也。

《本草纲目》载,烧酒的作用是消沉积寒气,燥湿痰,开郁结,止水泄,治霍乱疟疾噎膈、心腹冷痛、阴毒欲死,杀虫辟瘴,利小便坚大便,洗赤目肿痛有效。

李时珍说:"北人四时饮之,南人止暑月饮之。其味辛甘,升阳发散,其气燥热,胜湿祛寒。故能开怫郁而消沉积。通噎膈而消痰饮。治疟而止冷痛也。辛先入肺,和水饮之,则抑使下行,通调水道,而小便长白。热能燥金耗血,大肠受刑。故令大便燥结。与姜蒜同饮。即生痔也。若夫暑月饮之,清出而膈快身凉。赤目洗之,泪出而肿消赤散。此乃从治之方焉。过饮不节,杀人顷刻。"

北方气候寒冷,一年四季都饮烧酒,取其大热也。南方气候温和,只在暑天饮之,暑天贪凉,闭汗则体温不能调节而升高,烧酒可开腠理而汗出,热退则身凉,胸膈畅快也。烧酒气味强烈,属阳,阳者性热,热能胜寒,故能消沉积之阴寒,温能化饮,故能除痰饮而通噎膈。烧酒与姜蒜同食,热上加热,会使直肠灼热充血,形成痔疮。烧酒能兴奋精神,开怫郁。阳能通脉,故用烧酒洗眼,泪出则肿消赤散,可治赤眼红肿。

烧酒是一味良药,可治寒疾。《素问·五常政大论》云:"大毒治病,十去其六。"烧酒有大毒,久服则有碍健康。李时珍说:"过饮烧酒败胃伤胆,丧心损寿,甚则黑肠腐胃而死。"这不是危言耸听。从生理学角度来说白酒具有强大的渗透性,白酒进入胃肠道能使胃肠道的黏膜脱水,胃肠道失去黏膜的保护;白酒会腐蚀胃肠道的肌肉,抑制胆汁的分泌,这就是"甚则黑肠腐胃而死"的原因。烧酒过量饮用能使心跳加速,直接伤害心脏。所以李时珍说:"烧酒过饮不节,杀人顷刻。"白酒是胃肠道溃疡和肿瘤的推手。

白酒的代谢途径如下。《内经》曰:"阳气出上窍。"(《素问·阴阳应象大论》)生活中可以发现醉酒之人浑身酒气,你可以观察这酒气的出处:首先酒气是从口腔、鼻子中喷涌出来的;其次是从周身毛孔中散发出来的。口腔、鼻子、毛孔都是人体的上窍。至于进入血液的酒精则需要在肝脏中进行分解。健康的肝脏一天大概能分解20～30毫升酒精,白酒的分解需要蛋白质参与。苏州人常说的"苦酒伤身"的道理就在这里。

长期过量饮酒会引起肝脏细胞病变,如肝硬化、脂肪肝、肝癌等。《内经》之"壮火散气,少火生气"(《素问·阴阳应象大论》)就是这个道理。壮就是大,散就是消耗。壮火散气,是说白酒的大热是通过消耗能量产生的。相比而言,米酒(或黄酒)酒精度较低,属于少火生气的范畴。少就是小,生就是产生。少火生气,是谓米酒之属能产生能量。白酒耗气,米酒生气,孰优孰劣,泾渭分明焉。

食物以阴中之阳,阳中之阴为宜。凡是味道浓厚、气味强烈的食物浅尝即止,不可多食。

《素问·阴阳应象大论》说:"阴之所生,本在五味,阴之五宫伤在五味,是故味过于酸,肝气以津脾气乃绝。味过于咸,大骨气劳,短肌,心气抑。味过于甘,心气喘满,色黑,肾气不衡。味过于苦,脾气不濡,胃气乃厚。味过于辛,筋脉沮弛,精神乃央。是故谨和五味,骨正筋柔,气血以流,腠理以密,如是则骨气以精,谨道如法,长有天命。"

《素问·六节藏象论》曰:"天食人以五气,地食人以五味。"苏州民谚曰:万物土中生,万物土中灭。人体的营养物质来自于饮食的五味。五味入口各有所趋,酸入肝,咸入肾,甘入脾,苦入心,辛入肺,五味摄入适量则益人,过量则害人。味过酸,肝气因此充盈,肝木就会制约脾土,影响食物的消化吸收。味过于咸,咸则血行迟缓,精气不能充盈骨髓,肌肉会失水而收缩,这叫肾水克制心火,心脏的功能会受到抑制。味过于甘,甘则气和,心肺之气和缓则宣发无能,气喘心促,这叫脾土克制肾水,肾气失去平衡则面色发黑。味过于苦,苦则心气收敛,脾气得不到濡润,心火不能生脾土,则中焦不能如沤(腐化食物)。味过于辛,辛则气散,肝脏失去制约则疏泄失常,这叫肺金过度克制肝木,精神就会遭到祸殃。所以,要小心地调和五味的摄入,让五脏的精气不断地注入骨髓,精血充分地滋养筋脉,气血流畅,腠理致密,这样骨骼能不断地产生精华,只要小心地按照这个法则,人人都能享受到天赐的寿命。

大家都知道要控制食盐的摄入,其实不只是盐。凡是甜、酸、苦、咸、辛都要适量,口味偏重,是身体的自然反应,甜为脾病,酸为肝病,苦为心病,咸为肾病,辛为肺病。

《素问·宝命全形论》说:"人以天地之气生,四时之法成。"《素问·藏气法时论》说:"肝色青,宜食甘,粳米、牛肉、枣、葵皆甘;心色赤,宜食酸,小豆、犬肉、李、韭皆酸;肺色白,宜食苦,麦、羊肉、杏、薤皆苦;脾色黄,宜食咸,大豆、豕肉、栗、藿皆咸;肾色黑,宜食辛,黄黍、鸡肉、桃、葱皆辛。辛散,酸收,苦坚,咸软。"这就是饮食的科学。

中医将人的身体分为五个生命系统,肝为东方,属于木,心为南方,属于火,肺为西方,属于金,脾为中央,属于土,肾为北方,属于水。五行之间存在着滋生和克制的关系。它们的滋生关系是木生火,火生土,土生金,金生水,水生木。它们的克制关系是木克土,土克水,水克火,火克金,金克木。

春属于肝,为什么春天宜食甘味呢?这是因为肝属于木,甘属于脾,木能克土,春食甘者,脾土自强也。粳米、牛肉、枣、葵皆甘。

夏属于心，为什么宜食酸呢？这是因为心属于火，酸属于木，夏宜食酸者，肝木能生心火也。小豆、犬肉、李、韭皆酸。

长夏属于脾，为什么宜食咸呢？这是因为脾属于土，咸属于肾，土能克水，食咸者，肾水欲自强也。大豆、豕肉、栗、藿皆咸。

秋属于肺，为什么宜食苦呢？这是因为肺属于金，苦属于心，秋食苦者，火能生土，脾土者肺之母也。麦、羊肉、杏、薤皆苦。

冬属于肾，为什么宜食辛呢？这是因为肾属于水，辛属于肺，冬食辛者，肺金能生肾水也。黄黍、鸡肉、桃、葱皆辛。

中医经典还有不少关于饮食宜忌之论。

肝病者少食辛，何也？辛者入肺，肺属于金，肝属于木。肝病者少食辛者，恐肺金过度克制肝木也。

心病者少食咸，何也？咸者入肾，肾属于水，心属于火。心病者少食咸者，恐肾水过度克制心火也。

肺病者少食苦，何也？苦者入心，心属于火，肺属于金。肺病者少食苦者，恐心火过度克制肺金也。

脾病者少食酸，何也？酸者入肝，肝属于木，脾属于土。脾病者少食酸者，恐肝木过度克制脾土也。

肾病者少食甘，何也？甘者入脾，脾属于土，肾属于水。肾病者少食甘者，恐脾土过度克制肾水也。

《素问·藏气法时论》谓："毒药攻邪，五谷为养，五果为助，五畜为益，五菜为充。气味合而服之，以补精益气。此五者，有辛酸甘苦咸，各有所利，或散，或收，或缓，或急，或坚，或软，四时五藏，病随五味所宜也。"每个人的体质不同，各有所宜。《素问·五常政大论》说："病有新久，方有大小，有毒无毒，固宜常制矣。大毒治病，十去其六；常毒治病，十去其七；小毒治病，十去其九。谷肉果菜，食养尽之，无使过之，伤其正也。"

饮食要讲究天时节气，讲究五行生克之理。大凡应时的物产，贴近自然最能养人。

苏州人讲不时不食。饮食跟着季节走，口味跟着感觉走。这是因为苏州地区四季分明，物产丰富：

春天的时令蔬菜有菜苔、荠菜、金花菜、豌豆苗、香椿芽、马兰头、枸杞头；荤菜有螺丝、塘鲤鱼、鳜鱼；小吃有青团子、撑腰糕、大方糕、酒酿和酒酿饼。

夏天的时令蔬菜有蚕豆、茭白、莲藕；荤菜有带籽湖虾、小螃蟹（六月黄）、鳝鱼、新鹅；小吃有粽子、枫镇大面、炒肉团、薄荷糕、绿豆汤、酸梅汤。

秋天的时令蔬菜有芡实、菱角、板栗、白果、芋艿、莼菜；荤菜有螃蟹、银鱼、白鱼、白虾；小吃有巧果、肉月饼、糖炒栗子、糖芋艿、重阳糕。

冬天的时令蔬菜有荸荠、茨菇、水芹、雪里蕻、香菜、青菜；荤菜有藏书羊肉、八宝鸭；小吃有冬酿酒、冬至团、枣泥猪油松糕。

中国人的体质与外国人不同,同是中国人,东西部的人也不尽一致,那是环境造成的。《素问·异法方宜论》说:"西方者,金玉之域,沙石之处,天地这所收引也。其民陵居而多风,水土刚强,其民不衣而褐荐,其民华食而脂肥,故邪不能伤其形体,其病生于内,其治宜毒药,故毒药者,亦从西方来。"

这里的西方,是新疆一带,那里出产玉石,地处沙漠,房屋建筑在山陵上,多风少雨,百姓以皮毛和草薦为衣,以肉为食,身体高大而壮实,能抵御寒气的入侵,疾病产生于内脏,需用强烈的药物来治疗,所以,强烈的药物来自于西方。

中国人的体质与外国人不同,那是人种造成的。

苏州街头经常可以见到白人游客,三九寒天中衣衫单薄,女士们更是袜子长裙,在寒风中谈笑风生,不打一个喷嚏。这是人种的差异。

管住嘴巴不太容易,这就需要每年进行一次体检,根据身体的各项数据,调整饮食的结构。这就是健康管理之一。

治疗萌芽之疾是一种智慧。

小时候街头经常见到一句广告词:小洞勿补,大洞吃苦。生动形象,小洞和大洞不就是疾病的早期和后期吗?除了暴发性疾病,大多数疾病总有个从小到大、由轻变重的过程。

关于疾病的"萌芽"的提法出自《内经》。《素问·八正神明论》说："上工救其萌芽,必先见三部九候之气,尽调不败而救之,故曰上工。下工救其已成,救其已败,救其已成者,言不知三部九候之相失,因病而败之也。"医生有上工和下工的分别。上工救治的是萌芽期的疾病。疾病的萌芽期一定先表现在三部九候的脉象之中,及时调节还没有败坏的气血,这就叫上工。下工救治的是已经生成的疾病,救治时其气血已经败坏,治疗的是已经形成的疾病。上工与下工的区别在于下工不能分辨三部九候的脉象的变化,萌芽期的疾病失治则败坏气血,会发展成为重大的疾病。

三部九候是上古时脉诊的方法:古人将人体分为上、中、下三部,各部又分为天、地、人三候。上部天,两额之动脉(脉当颔厌之分),上部地,两颊之动脉(脉当地仓、大迎之分),上部人,耳前之动脉(脉当禾髎之分);中部天,手太阴也(脉在经渠之次),中部地,手阳明也(脉在合谷之次),中部人,手少阴也(脉在神门之次);下部天,足厥阴也(脉在气街下三寸,五里之分),下部地,足少阴也(脉在太溪之分),下部人,足太阴也(脉在箕门之分)。

这种脉诊的方法非常繁琐,在《内经》中,临床医生就已经改为独诊寸口之脉。《素问·五脏别论》载:"帝曰:气口何以独为五藏主。岐伯曰:胃者,水谷之海,六腑之大源也。五味入口,藏于胃以养五脏气。气口亦太阴也,是以五藏六腑之气味皆出于胃,变见于气口。"

气口又名寸口,位于两手桡动脉应手处,其脉出太渊穴,全长一寸九分,故名寸口。医生用食指、中指、无名指诊脉,分别为寸、关、尺三个部位,诊脉有浮取、轻取、重取三种,同样可以得到了三部九候的脉象信息。

《内经》提出了不治已病治未病的观点。《素问·四气调神大论》曰:"是故圣人不治已病治未病,不治已乱治未乱。此之谓也。夫病已成而后药之,乱已成而后治之,譬犹渴而穿井,斗而铸锥,不亦晚乎。"

治未病的第一要素是保持心态健康。《素问·上古天真论》说:"恬惔虚无,真气从之,精神内守,病安从来。"这是因为清心寡欲,真气就会听从人的意志,邪气就不能深入身体。这就是心态决定健康的出处。

萌芽期的疾病位于皮毛、肌肉。《素问·阴阳应象大论》谓:"故邪风之至,疾如风雨,故善治者,治皮毛,其次治肌肤,其次治筋脉,其次治六腑,其次治五藏。治五藏者,半生半死也。"疾病初起位于浅表,浅表的疾病易治,越深越难治,如果疾病发展到五脏,那就只有一半的生机了。

古人怎样去除皮毛之疾呢?《素问·移精变气论》说:"中古之治病,至而治之,汤液十日,以去八风五痹之病,十日不已,治以草苏草荄之枝,本末为助,标本已得,邪气乃服。"

中古治病,病来了再行治疗,先用汤液十日,用来去除因为天气变化引起的皮毛、肌肉、筋、脉、骨五个部位麻木痹痛的疾病,十日没痊愈的再用草药治疗。

《素问·玉版论要》说:"容色见上下左右,各在其要,其色见浅者,汤液主治,十日已。见其深者,必齐主治,二十一日已。其见大深者,醪酒主治,百日尽已。脉短气绝死,病温虚甚死。"

神色的异常,以面部最为明显。容色就是鼻子周围的色泽。其色浅者病也浅,汤液主治,十日为一个疗程。其色深者病也深,调药剂主治,二十一日为一个疗程。其色大深者病大深,醪酒主治,百日为一个疗程。脉短小者为气将绝属于病危。虚人体温升高属于病危。

上古时治疗皮毛之疾首选的是汤液,疗程是十天,十天不痊愈的才会用其他方法。事实上至黄帝时汤液已经失传,所以黄帝才会和岐伯讨论汤液醪醴。可惜岐伯也没有掌握汤液的制作方法,只知道汤液是用大米酿造的,难道不就是米酒吗?事实证明米酒并没有去除八风五痹的功能,不能用来治疗皮毛之疾。所以研究中药发酵黄酒具有重要的现实意义。

中医的诊法包括望、闻、问、切四诊。四诊之中望诊为首。《素问·五藏生成》说:"夫脉之小大滑涩浮沉可以指别;五藏之象可以类推,五藏相音可以意识;五色微诊可以目察。"目察就是望诊,观察的是面色的微小变化。故中医历来有"望而知之谓之神"之说。

中国历史上最有名的望诊是扁鹊望齐桓侯的故事。

扁鹊过齐,齐桓侯客之。入朝见,曰:"君有疾在腠理,不治将深。"桓侯曰:"寡人无疾。"扁鹊出,桓侯谓左右曰:"医者好利也,欲以不疾为功。"后五日,扁鹊复见,曰:"君有疾在血脉,不治恐深"。桓侯曰:"寡人无疾。"扁鹊出,桓侯不悦。后五日,扁鹊复见,曰:"君有疾在肠胃间,不治将深。"扁鹊出,桓侯不悦。后五日,扁鹊复见,望见桓侯而退走。桓侯使人问其故。扁鹊曰:"疾之居腠理也,汤熨之所及也;在血脉针石之所及也。其在肠胃,酒醪之所及也;其在骨髓,虽司命无奈之何! 今在骨髓,臣是以无请也。"后五日,桓侯体病,使人召扁鹊,扁鹊已逃去,桓侯遂死。

这是《史记·扁鹊仓公列传》中的记载,言简意赅,短短三百来字,信息众多:

(1)扁鹊的望诊五日一次,此法《内经》也有记载。《素问·六节藏象论》说:"五日谓之候,三候谓之气,六气为之时,四时谓之岁。"五日是天气变化的一个节点,十五日形成一个节气,六个节气形成一个季,四季为一年。《素问·宝命全形论》说:"人以天地之气生,四时之法成。"天人相应,人的疾病受天气影响,五日为一个变化节点,名候。张仲景的《伤寒杂病论》继承了此法。

(2)扁鹊时代的疾病发展的顺序:腠理、血脉、肠胃、骨髓。

《素问·阴阳应象大论》的疾病发展的顺序：皮毛、肌肤、筋脉、六腑、五藏。

《素问·玉版论要》的疾病发展的顺序：其色见浅者，其见深者，其见大深者，脉短气绝，病温虚甚者。

不难发现《素问·阴阳应象大论》是一种顶层设计，在临床实践中，疾病的顺序不是一成不变的。《素问·玉版论要》根据面色的演变分为其色见浅者、其见深者、其见大深者和脉短气绝、病温虚甚四个层次。

（3）扁鹊的治疗方法：腠理用汤熨，血脉用针石，肠胃用酒醪，骨髓不治。

《内经》的治疗方法：浅者用汤液，深者用药剂，大深者用醪酒，脉短气绝，病温虚甚者，死不治。这些在《素问·玉版论要》中写的很清楚。

扁鹊的汤熨之法亦与《内经》不谋而合。《素问·阴阳应象大论》说："其有邪者，渍形以为汗。"这就是渍法的出处。在《灵枢·寿夭刚柔》中有药熨的记载，其制作和操作十分麻烦。扁鹊对古法进行了升级换代，临床时将中药熬成汤剂，以布帛浸取药汁，热熨患处，致局部受热汗出，邪随汗去，故名汤熨。

这说明中国历史上到扁鹊之时还没有解表散寒的药剂，《伤寒杂病论》中始有麻黄、桂枝等解表散寒的方剂。所以中医界尊张仲景为医圣。

萌芽期的特点是人体毫无感觉，这就需要普及中医的养生之法。比如：受寒后马上煮一碗红枣生姜葱白汤，就可以消灾祸于无形之中。

萌芽期的第二层意思是：疾病窗口期的治疗。

人的器官有强大的代偿功能，好多疾病在早期是可以逆转的。

比如糖尿病并发的肾病，血清肌酐指数略高于指标上限之时，用中医药辨证施治，可以使肌酐数值降至正常，预防尿毒症的发生。当食管细胞出现角化时，用中医药辨证施治可以使细胞恢复常态，预防食管的癌变。当心血管病初起时，服中药发酵黄酒可以溶解血管中的脂褐质，改善血管的通透性，同时增强消化，提高抗病能力，改善睡眠。当流感发生时，解除流感的毒性，能及时恢复人体的免疫功能。

跟现代医药不同，中医药是以哲理为基因的，先有顶层设计后有临床实践。用哲理来阐明人体的生命活动，这就造成中医对疾病的认识留下很大的模糊性。世界上的事物是有两面性的，精确医药有精确的好处，模糊医药有模糊的长处。模糊医药的特点是把人看作一个整体。一个器官的病变通常与相邻的二个器官存在着关联。根据五行学说中医将人体分为肝、心、脾、肺、肾五个生命系统，在五个生命系统之间存在着相互滋生、相互制约的关系。

扁鹊的《难经·六十九难》将五行理论的临床总结为："虚则补其母，实则泻其子。"

《素问·通评虚实论》说:"黄帝问曰:何谓虚实? 岐伯对曰:邪气盛则实,精气夺则虚。"理解了虚实,就要分辨母子关系了。以心血管病为例,心属于火,木能生火,木属于肝,肝为心之母;火能生土,土属于脾,脾为心之子。"实则泻其子"是说心血管病属于邪气盛的(如:血管阻塞不通的),可以用泻脾脏的方法来治疗。"虚则补其母"是说心血管病属于虚的,可以用补肝的方法来治疗。

大家可以仔细想一想心血管病的起因是什么? 是高血脂、高血糖等原因。高血脂、高血糖是不合理饮食吃出来的。泻脾的实质就是通过大便将积累在身体中的废物排泄出去。补肝的实质是通过饮食补充血液的营养成分。

调节失衡的阴阳,就是治疗萌芽之病。这是因为中医药的阴阳理论更接近于疾病的本质。癌症的前期多见进行性消瘦,食欲不振,精力不支,身体虚弱,经常感冒等症状。这都是阴阳失衡的表现。进行性消瘦是阴气(物质)的丢失,同时见到的还有阴虚火旺,口干舌燥,口腔溃疡,脸色潮红,手足心热等。食欲不振的实质是中焦失职,食物不能如沤,同时可见体温下降,消化液衰少,胃肠道蠕动无力。精力不支是能量不足,身体瘦弱经常感冒是卫阳虚弱,抗病能力下降。

如果用中医药及早进行干预,体重可以回升,食欲能够增强,精力逐渐旺盛,抗病能力提高,这就意味着癌的缩小或者消失。这就是癌症的窗口期治疗。

肿瘤防控需注重降低发病率，提高早诊率，提高生存率，促进全生命周期健康。日常生活中，应尽量远离致癌因素，注意控制癌前疾病和癌前病变，养成健康生活方式，戒烟限酒，平衡膳食，心情舒畅。

这与《内经》治疗萌芽期的疾病是相合的，这与"法于阴阳，和于术数，饮食有节，起居有常，不妄作劳，故能形与神俱"的教导是不谋而合的。

《内经》的气道理论非常重要，自然界的尘土、细菌、螨虫、花粉、雾霾、气味都可以通过呼吸道进入人体，又可以通过气道排出体外，一般来说并不致病。只有当气道出现病变之时才会发生过敏或者叫免疫变态反应。疏通气道或许更接近于疾病的本质。

互联网让地球变成了一个村。患者可以把疾病的资料通过互联网传输给中医师，中医师通过对资料的认真研究，运用中医的思维，提出诊断和治疗的建议，由病人决定是否实施：这就是"互联网+中医药"。

"互联网+中医药"应从儿童开始。现在的年轻人很少接触中医药，特别是中药汤剂，又苦又涩，很难下咽。所以，中医药的普及要从儿童抓起。

大家都说看病难看病贵。儿童医院里更是人满为患。其实一般的小儿感冒用不着总跑医院，完全可以通过互联网在中医的指导下自我治疗，比如可以用生姜、红枣、葱头煮汤冲一小袋正柴胡颗粒。汗一出感冒咳嗽也就好了。

即使是流行性感冒也不必害怕,流感的特点是全身症状明显,体温约 40 ℃,居高不下,体温降了还会复升,同时出现精神委靡、食欲不振等中毒的症状。这是流感病毒产生的毒性反应。西医防治流感的办法有二:①定期注射流感疫苗以预防流感。②流感发生后,临床医生多采取对症治疗的方法,比如:体温在 38.5 ℃ 以上时,加用退热药,兼细菌感染的加用抗生素等。输液很麻烦,天天往医院跑,大人累小儿怕,等到五天、十天以后人体对流感病毒产生了抗体,流感也就痊愈了。

其实治疗流感是中医药的长处。清代的温病学家吴瑭在临床中发现:解除温病的毒性,可以促进免疫的恢复。比如:著名的银翘散,每次 18 克,先煮姜枣汤,再投银翘散,大香便熄火,焖上三五分钟,一岁服一匙,两小时服一次,同时量体温,体温向下了,放心便是了。流感刚开始,银翘散一剂便搞定了,稍迟则需二到三剂。

手足口病是一种肠道病毒性疾病,当手足出现疹子作痒时,立即服用银翘散,可以控制疾病的发生。这是因为银翘散是口服的,中药能直接作用于胃肠道,消除其毒性反应。疹子是病毒产生的毒性反应。

中医药有了娃娃们做粉丝,前途一定光明灿烂。

第二章
雾霾咳嗽诊治新探索

雾霾是什么？雾霾是指直径小于 2.5 微米的颗粒物与空气中的水分子混合而成的微粒。雾霾是大气污染物的一种。雾霾的危害：雾霾能折射阳光,受污染的地区光照不足,大地从阳光中获取的能量就大幅减少。人吸入受雾霾污染的空气会引起呼吸道疾病。

咳嗽是呼吸系统常见的一种症状,是人体为清除呼吸道分泌物和异物的一种保护性反射。很多疾病会引起咳嗽。咳嗽有炎性和非炎性二大类。

雾霾咳嗽病的特点是与大气污染的程度有关,属于非炎性咳嗽。雾霾咳嗽病的主症为咳嗽,阵发性干咳,无痰或少痰。兼症：咽喉不适,精神不振,食少等。医学检查患者的各项生化指标正常,X 线透视肺部正常,少数有纹理加深。因为没有炎症,西医西药只能采取对症治疗的方法——化痰止咳,治疗效果视病人的免疫力而定,老人、幼儿的免疫力差,病程迁延日久则严重危害健康。

一、中医学论咳嗽

《素问·咳论》说："皮毛者,肺之合也。皮毛先受邪气,邪气以从其合也。其寒饮食入胃,从肺脉上至肺则肺寒,肺寒则外内合邪,因而客之,则为肺咳。"这段经文指出,风寒、饮冷是造成肺咳的主因。《素问·咳论》说："五脏六腑皆令人咳,非独肺也。"文章中列出了肺咳、心咳、肝咳、脾咳、肾咳等十一种咳嗽。《素问·咳论》又说："帝曰:治之奈何! 岐伯曰:治脏者,治其俞;治腑者,治其合;浮肿者,治其经。"俞是俞穴,五脏六腑各有自己的穴位,比如肺的俞穴名肺俞,肺的合穴名尺泽,肺脏有病者,首取肺俞穴,肺腑相当于支气管,支气管有病者,首取尺泽穴。

从这段文字中可以发现在黄帝时代还没有治疗咳嗽的药剂,其人通常采用气功和针法来治疗咳嗽。可见《黄帝内经》产生的时代之久远。

咳嗽的分型与治疗包括:

1. 风寒型咳嗽

主症:恶寒无汗,头痛鼻塞,咳嗽初起,咳声清响,痰稀色白。兼症:鼻流清涕,关节酸痛。舌苔薄白,脉浮紧。

病机:寒束气门,肺失宣发。

治则:散寒解表,宣肺止咳。

处方举例:炙麻黄 6 克,荆芥 10 克,防风 10 克,杏仁 10 克,前胡 10 克,白术 10 克,制半夏 10 克,陈皮 6 克,甘草 6 克。

方解：麻黄、荆芥、防风散寒祛风；杏仁、前胡化痰止咳；白术、陈皮、半夏燥湿化痰；甘草和中化痰。

加减：风寒重者麻黄加至 10 克；痰多者加紫菀 10 克，象贝母 10 克；痰黏而少者加桔梗 3 克，瓜蒌皮 10 克；痰黄黏者加黄芩 6 克，清金散（包煎）15 克。

2. 风热型咳嗽

主症：发热怕风，咳嗽初起，咳声重浊，痰黏色黄。兼症：头痛身痛，咽喉疼痛，口渴。舌苔薄黄，脉浮数。

病机：风温犯肺，肺失清肃。

治则：疏风清热，宣肺止咳。

处方举例：金银花 10 克，连翘 10 克，牛蒡子 10 克，荆芥 6 克，前胡 10 克，象贝母 10 克，黄芩 6 克，甘草 6 克。

方解：金银花、连翘、牛蒡、荆芥疏散风热；前胡、象贝母化痰止咳；黄芩清上焦之热；甘草和中化痰。

加减：怕风者加防风 10 克，羌活 6 克；咳重者加白前 10 克，款冬花 10 克；痰黄者加清金散（包煎）15 克，杏仁 10 克；痰黏者加黄芩 6 克，黛蛤散（包煎）15 克。

3. 燥热型咳嗽

主症：咳嗽初起，声嘶，干咳少痰或痰黏难出。兼症：鼻咽干燥，痰中带血丝，咳至胸痛，舌尖红，苔薄黄少津，脉浮数。

病机：燥热伤肺，肺失清肃。

治则：清热润燥，化痰止咳。

处方举例：桑叶 10 克，枇杷叶 10 克，杏仁 10 克，瓜蒌皮 10 克，前胡 10 克，象贝母 10 克，南沙参 12 克，清金散(包煎)20 克。

方解：桑叶、枇杷叶、杏仁、瓜蒌皮清肺润燥；前胡、象贝母、南沙参化痰止咳；清金散清肺之热。

加减：阴虚者加玄参 10 克，麦冬 10 克；久咳者加五味子 3 克，乌梅 3 克；咽喉肿痛者加诃子 10 克，桔梗 3 克。

内伤咳嗽不在本案讨论之列，故略。

二、雾霾咳嗽新探索

《素问·咳论》："喉中介介如哽状，甚则咽肿喉痹。"喉中介介如哽状，是说咽喉部出现了轻度的水肿，呈异物感，肺系为了排除异物而产生咳嗽。严重的会出现喉痹的症状，喉头麻痹则咳声嘶哑。这与雾霾咳嗽病的症状是一致的。《素问·四气调神大论》说："天明则日月不明，邪害空窍。阳气者闭塞，地气者冒明，云雾不精，由上应白露不下，交通不表，万物命故不施。"这段话的意思是说：如果天气阴霾，则日月失去光辉，寒湿之气就会泛滥，会从毛孔、呼吸道入侵人体，蕴成灾害。

雾霾的阴阳。雾霾为肉眼看不到的气体。根据《黄帝内经》的理论，有形之物为阴，无形之气为阳。雾霾的主要属性为阳。雾霾在空气中浮悬在一二百米以下的低空，根据阴阳理论：高者为阳，低者为阴，加上雾为水气所化，水属阴，所以雾霾的阴阳属性为阳中之阴。

雾霾的属性决定了它致病的特点：①雾霾属于气，随风流动。《素问·太阴阳明论》说："伤于风者，上先受之。"雾霾从口鼻而入，肺先受害。②雾霾属于阳中之阴，阴者性寒，寒主收引，阻遏阳气。所以雾霾渗入气道后会形成水肿，会出现咽喉肿痛，咳嗽，甚至呼吸困难等症状。

同在雾霾下，有病有不病何也？

人体有阳气护身，气道是人与天气交通的管道。对于大多数人来说，雾霾悄悄地来了，又悄悄地去了，仅仅感到呼吸道有些不适，并不致病。《素问·遗篇·刺法论》说："正气存内，邪不可干。"说的就是这个道理。

受雾霾之害的多为身体虚弱者，尤其是老人和小孩。六十五岁过后的人称老，老人处于生命的衰退期，气血衰弱，得了病及时治疗最为要紧。六岁以下的儿童为幼，幼儿处于生命的上升期，形体未充，抵抗力不足，千万不能使用药性强烈的虎狼之药，要保护其生生之气。

雾霾来了怎么办？避之为上，出门一定要戴上专用口罩。《素问·上古天真论》说："虚邪贼风，避之有时。"说的就是这个道理。

雾霾咳嗽病的治疗原则。《素问·阴阳应象大论》说："阳病治阴，阴病治阳。"雾霾的属性为阳中之阴，伤人气道。雾霾病的治疗为散寒通阳。辛温的药物能通阳驱霾，发散要适度,过则有伤阴之虑。

雾霾咳嗽病的诊断和论治。雾霾咳嗽病发病与空气的污染程度有关。

雾霾咳嗽病的主症:咽喉不适,咳嗽阵作,无痰。兼症:呼吸困难,面苍色暗,食欲不振,声音嘶哑。舌淡,苔薄白,脉浮紧。

病机:霾阻气道,肺失宣降。

治则:散寒通阳,宣肺止咳。

处方选用:张仲景《伤寒论》的小青龙汤。主治:表实兼寒饮之咳喘,无汗而有水饮内停。药用:麻黄、桂枝、细辛、干姜、制半夏、五味子、白芍、甘草等。

加减:症见呼吸困难者,为阴阳气道俱病,加杨氏升降散,药用蝉蜕、僵蚕、片姜黄、大黄。

病案实例

案一:2014 年春,夏某某,女,70 岁。自述:突患阵发性咳嗽,呼吸困难,遂去市立医院东区就诊,经生化检查和 X 线透视。排除细菌和病毒感染,属于不明原因咳嗽,医生予以对症治疗,化痰止咳。疗效不显,咳嗽剧烈时,透不过气来,甚则尿出小便。自觉气息奄奄,生命垂危。来电问:"中药能否治疗?"

此时的苏州正值雾霾污染,我说:"恐怕是雾霾引起的咳嗽,可以一试。"

主诉:咽喉水肿,咳嗽阵作,咳时上气。兼症:精神萎靡,不思饮食。

望诊：面色苍,神疲,舌淡,苔白厚。

切诊：脉浮紧。

诊断：霾阻气道,肺失宣降。

治则：散寒通阳,宣肺止咳。

处方：麻黄 6 克,桂枝 6 克,细辛 3 克,干姜 3 克,制半夏 10 克,五味子 3 克,白芍 10 克,甘草 6 克,蝉蜕 1.5 克,僵蚕 10 克,片姜黄 10 克,大黄 6 克,生姜 5 片,红枣 10 枚。3 剂。

方解：麻黄、桂枝、细辛、干姜能温经通阳,消除雾霾引起的呼吸道水肿,是为主药;五味子收敛止咳,制半夏、甘草化痰止咳,白芍敛阴,均为辅助;蝉蜕、僵蚕祛风化痰,有脱敏之功,片姜黄行气解郁,大黄攻积导滞,四药合用能消除喉部水肿,利咽止咳。

服药后咳嗽迅速缓解,3 天后病愈。

案二：陈某。男,68 岁。突发咳嗽,西医检查肺部没有炎性感染,以咳嗽治疗,效果不显。求治。

主诉：咳嗽呈暴发性,喉中有黏液不能咯出。

望诊：面色苍,神疲,舌淡,苔薄白。

切诊：脉浮紧。

诊断：霾阻气道,肺失宣降。

治则：散寒通阳,宣肺止咳。

处方：麻黄 10 克,桂枝 10 克,细辛 3 克,干姜 3 克,制半夏 10 克,五味子 3 克,白芍 10 克,甘草 6 克,蝉蜕 2 克,僵蚕 10 克,片姜黄 10 克,大黄 6 克,生姜 5 片,红枣 10 枚。3 剂。

男子属阳,麻黄、桂枝用量增至 10 克,其他不变。方解同前。

药后咳嗽迅速缓解,3 天后病愈。

多年来笔者用此法治疗雾霾病,一剂见效,重者不过五剂。

注意事项:煎药时加红枣 10 枚,生姜 5 片,能减少中药对胃肠道的刺激。

药后若出现泄泻,为病气外出,此后不咳不需服中药,只需饮食调理。

小儿脏气清灵,随拨随应,只服小青龙汤即可,疗效不显著可加蝉蜕 1.5 克、僵蚕 6 克,严重者可加姜黄、大黄。

老人气血衰弱,需加扶正的中药如黄芪、党参、白术,正气充足才能抗邪。

第三章
梅尼埃病诊治新探索

梅尼埃病是一种特发性内平疾病,曾名美尼尔病,又称耳源性眩晕,该病于 1861 年由法国医生 ProsperMénière 首次提出。其主要病理改变为耳道内膜迷路积水。梅尼埃病的主症是耳鸣通常为发病的先兆,发作时天旋地转,恶心呕吐,耳聋或耳闷,不能起床,持续数分钟或数周,突然消失或逐渐减轻。可一日数发或数年发作一次。间歇期可无症状或有听力减退。梅尼埃病的治疗以调节自主神经功能、改善内耳微循环、解除迷路积水为主,临床通常以药物治疗为主,严重者可以手术治疗。

一、中医学论眩晕

梅尼埃病的主症是眩晕,属于中医学"眩晕"的范畴。眩的意思是眼睛昏花视物不清。晕的意思是昏迷,眩晕就是头晕眼花。眩晕是个模糊的概念,好多疾病会产生眩晕的症状。

眩晕的原因不外乎外因和内因。外因有风寒燥湿火暑,六气皆能化火,火性上炎则目眩头晕。内因不外乎气血亏虚、肾精不足致脑髓空虚、清窍失养,或肝阳上亢、痰火上逆、瘀血阻窍而扰动清窍发生眩晕,与肝、脾、肾三脏关系密切。西医的血压高、颈椎病、低血糖等虽也能引起眩晕,但其与梅尼埃病有本质的区别,临证当予鉴别。

《素问·至真要大论》说:"诸风掉眩,皆属于肝。""掉"是振抖,"眩"是眼花。肝在五行中属于木,肝主筋,筋急则枝摇。所以,各种如风一样振抖,眼花的症状,均归属于肝。《素问·三部九候论》言:"实则泻之,虚则补之。"属于实证的眩晕多用泻火降压、平肝息风之法。属于虚证的眩晕多用补法。《素问·上古天真论》谓:"肾者主水,受五脏六腑之精而藏之,故五脏盛,乃能泻。"肾水不足则不能涵养肝木,这是肝阳上亢的内因。所以,治疗虚证眩晕,离不开补肾养肝健脾补气之法。

眩晕的分型与治疗包括:

1. 肝阳上亢型眩晕

主症:眩晕而烦急,因烦劳或恼怒而加重。兼症:头胀痛,面色潮红,急躁易怒,少眠多梦,口苦耳鸣。舌质红,苔黄,脉弦。临床诊断时,兼症不必全具。

病机:肝火亢盛,上扰头目。

治则:平肝潜阳,泄火息风。

处方举例:夏枯草 15 克,黄芩 10 克,豨莶草 10 克,天麻 10 克,钩藤 10 克,菊花 10 克,白蒺藜 10 克,石决明(先煎)30 克,珍珠母(先煎)30 克,白芍 10 克,生甘草 6 克。

方解:夏枯草、黄芩、豨莶草,清肝泻火以降血压是为主药;天麻、钩藤、菊花、白蒺藜,平肝息风为辅助;石决明、珍珠母重镇安神,白芍平肝敛阴,甘草调和药性,均为佐使药。

加减:面红目赤者加龙胆草 6 克;便秘者加生大黄(后下)10 克;血压高时加服羚羊角粉一支,以温开水送服,每日 2 次。

2. 气血亏虚型眩晕

主症:眩晕,动则加剧,唇甲色淡,劳累是发病诱因。兼症:面色苍白,心悸失眠,神疲懒言,食欲不振。舌质淡,苔薄,脉细弱。临床诊断时,兼症不必全具。

病机:气血亏虚,头脑空虚。

治则:健脾养血,益气安神。

处方举例:黄芪 15 克,党参 10 克,白术 10 克,茯苓 10 克,制首乌 15 克,白芍 12 克,当归 10 克,石菖蒲(后下)3 克,远志 4.5 克,枳壳 10 克,甘草 6 克。

方解:黄芪、党参、白术、茯苓健脾益气;制首乌、白芍、当归补肝肾养血;菖蒲、远志安神开窍;枳壳宽中行气;甘草补中和营。

加减:便溏者加砂仁(后下)3 克,芡实 10 克,山药 10

克;畏寒者加桂枝 6 克,干姜 3 克;气血虚弱者加西洋参 5
克,阿胶珠 10 克。

3. 肾阴亏虚型眩晕

主症:眩晕同时见腰酸膝软。兼症:神疲健忘,耳鸣
遗精,五心烦热。舌质红,脉弦细。临床诊断时,兼症不必
全具。

病机:肾精虚弱,髓海不足。

治则:补肾养阴,育阴降火。

处方举例:生地 12 克,熟地 12 克,山茱萸 10 克,赤、
白芍各 10 克,枸杞子 10 克,玄参 10 克,菊花 10 克,牛膝
15 克,枳壳 10 克,龟板(先煎)15 克,龙骨(先煎)20 克,牡
蛎(先煎)20 克。

方解:生地、熟地、山茱萸、赤白芍、枸杞子补肾养阴;
玄参滋阴清热;菊花平肝;牛膝引火下行;枳壳行气导滞;
龟板、龙骨、牡蛎滋阴潜阳。诸药合用,以止眩晕。

加减:手足心热者加鳖甲(先煎)15 克,知母 10 克,黄
柏 6 克;肾虚者加巴戟天 10 克,杜仲 10 克,淫羊藿 12 克。

4. 肾阳亏虚型眩晕

主症:眩晕同时见腰酸膝软。兼症:四肢不温,怕
冷,耳鸣阳痿,舌淡,脉沉无力。临床诊断时,兼症不必
全具。

病机:命门火衰,肾阳虚弱。

治则:滋补肾阳,纳阳固涩。

处方举例：熟地 12 克，山茱萸 10 克，枸杞子 10 克，杜仲 10 克，淫羊藿 15 克，巴戟天 10 克，仙茅 10 克，杜仲 10 克，鹿角霜 12 克，龙骨(先煎)20 克，牡蛎(先煎)20 克。

方解：熟地、山茱萸、枸杞子补肾之精；杜仲、淫羊藿、仙茅、巴戟天补肾之阳；鹿角霜固涩阳气；龙骨、牡蛎敛阴潜阳。

加减：气虚者加人参 6 克，黄芪 15 克；阳虚者加附子 3 克，肉桂 3 克。

5. 中焦痰阻型眩晕

主症：眩晕见头重如裹。兼症：胸闷恶心，少食多寐。苔白腻，脉濡滑。临床诊断时，兼症不必全具。

病机：痰阻脾阳，湿困头目。

治则：健脾升清，化痰降浊。

处方举例：白术 12 克，半夏 10 克，茯苓 10 克，陈皮 6 克，天麻 10 克，苍耳子 10 克，辛夷花 10 克，菖蒲 10 克。

方解：白术、半夏、茯苓、陈皮燥湿化痰；天麻息风止晕；苍耳、辛夷、菖蒲化痰开窍。

加减：眩晕呕吐者加代赭石(先煎)30 克，泽泻 15 克，牛膝 15 克；脘腹胀满者加砂仁、蔻仁(后下)各 3 克；耳鸣重听者加郁金 10 克，蔓荆子 10 克。

6. 瘀血阻络型眩晕

主症：眩晕时作，迁延日久。兼症：眩晕时伴头痛，痛处固定如有针刺，面色紫暗，健忘，失眠。舌有紫斑，脉细涩。临床诊断时,兼症不必全具。

病机:瘀血阻络,血气不通。

治则:活血化瘀,息风止眩。

处方举例:当归 10 克,赤芍 10 克,川芎 6 克,红花 6 克,桃仁 10 克,生地 12 克,枳壳 10 克,天麻 10 克,钩藤(后下)10 克,甘草 6 克。

方解:当归、赤芍、川芎、桃仁、红花大队化瘀之药旨在活血通脉;天麻、钩藤息风止眩;生地护阴;枳壳行气;甘草和中。

加减:气虚者加黄芪 30 克;血热者加丹皮 10 克,玄参 10 克;肢冷者加桂枝 10 克,附子 6 克。

二、梅尼埃病新探索

梅尼埃病的眩晕的特点是:通常伴有耳鸣,耳聋,耳闷。这是与其他眩晕不同的地方。中医学说肾开窍于耳,肾气和,方能听。梅尼埃病在中医临床中,以肾阴亏虚型眩晕、肾阳亏虚型眩晕为多见。

人的耳朵可分为外耳和内耳,肉眼可见的是外耳和耳道,鼓膜以内的为内耳道,内耳道的构造十分精致,由许多细小的管道组成,状如迷宫,被称之为迷路。迷路有两个,分别为骨迷路和膜迷路。膜迷路位于骨迷路之内,更为细小。骨迷路和膜迷路中没有毛细血管,各有一条淋巴管,是其营养的来源。膜迷路淋巴管与骨迷路的淋巴管之间并无交集。以此推测,膜迷路积水的原因可能是膜迷路淋巴的回流发生了障碍,淋巴液溢出管外形成积水。这就是梅尼埃病的发病原因。

《黄帝内经》关于耳道内膜迷路积水的探索。《灵枢·卫气》谓:"下虚则厥······上虚则眩。"《灵枢·口问》曰:"上气不足,脑为之不满,耳为之苦鸣,头为之苦倾,目为之眩。"

显然上气不足或者上焦气血虚弱是耳道内膜迷路积水引起眩晕的主要原因。这就离不开气的理论。气是中医药的文化基因之一。中医药学的气与现代医学的呼吸之气是两个完全不同的概念:现代医学的气多指呼吸之气,为肺系吸入氧气吐出二氧化碳的气体交换;中医药的气是一种肉眼看不见的精微物质,气随处流动,没有一定的形状。

《灵枢·五味》云:"其大气所抟而不行者,积于胸中名曰气海。"古人把呼吸之气称为大气,把人体产生的气称为人气。这里的抟念作 tuán,意思是把东西揉成团状。气海的位置在任脉的膻中穴。《素问·灵兰秘典论》说:"膻中者,臣使之官,喜乐出焉。"古人把膻中列为主管喜乐的重要脏器。可见气在人的生命中的重要性。《素问·六节藏象论》云:"天食人以五气,地食人以五味。"

人气来自饮食。《灵枢·营卫生会》云:"人受气于谷,谷入于胃,以传于肺,五脏六腑皆以受气,其清者为营,浊者为卫,营在脉中,卫在脉外,营周不休,五十而复大会,阴阳相贯,如环无端。"人气是一种具有营养作用的精微物质。人气来自于饮食,食物进入胃肠道,经过消化由小肠摄取营养,由此传输给肺,肺主宣发,五脏六腑都能接受到气的营养,所以有肺朝百脉的说法。

人气的阴阳:人气也有阴阳之分,清纯柔和的气叫营气,属于阴,驳杂慓悍的气叫卫气,属于阳。

人气的循环:营气在脉管中运行,是血液的营养成分,进入血液循环。卫气在脉管外的十二条经脉中运行,其特点是随着太阳的兴衰而兴衰,故又称阳气。人气在十二经络中循环,每隔五十周营卫之气相会一次,人体的十二条经脉就像大的圆环一样没有端口。这就是人气的循环学,这是现代医学所没有的。

气的作用。《灵枢·决气》说:"上焦开发,宣五谷味,熏肤,充身,泽毛,若雾露之溉,是为气。"气的开发是在上焦进行的,上焦属于心肺,在心肺的共同作用下,来自饮食的卫气得到宣发,熏蒸肌肤,充实身体,润泽毛发,像雾露一样灌溉到全身各处。卫气是一种能量,卫气强盛则手足温暖,卫气虚弱则手足冰凉。卫气的循环是独立的,与血液循环并无交集。

《灵枢·刺节真邪》云:"岐伯曰:真气者,所受于天,与谷气并而充身也。"真气是呼吸之气与饮食之精华合并而成的产物,并且充实到身体之中。

《素问·离合真邪》说:"真气者,经气也。"真气是经络中运行的气。

三焦是中医药的文化基因之一。三焦理论认为,物质在人体中的气化过程,可以分为上中下三个层次。三焦是古人的一种宏观思维。焦的本意是物在火上烤,水化为气,物质化为功能。

《灵枢·营卫生会》载:"黄帝曰:愿闻营卫之所行,皆何道从来?岐伯答曰:营出中焦,卫出下焦……黄帝曰:善,余闻上焦如雾,中焦如沤,下焦如渎,此之谓也。"

三焦是个模糊的概念,上焦、中焦、下焦同时包含了多个器官:上焦为心肺;中焦为胃肠、肝胆;下焦为大肠、膀胱、肾。

中焦如沤,沤的本意是泡,中焦如沤的意思是,将食物通过浸泡等方式由固态变成半液态,以便进一步消化吸收。可以这样说:消化食物的过程就是液化食物的过程。固态的食物胃肠道是无法吸收的。这就是中焦如沤的道理。

下焦如渎,渎的本意是小水沟,下焦如渎的意思是下焦的功能是分别清浊,将食物残渣和水分进行分离,形成大便和小便,通过前后阴排出体外。这就是下焦如渎的道理。

上焦如雾,雾的本意为小的水珠。《灵枢·决气》说:

"上焦开发,宣五谷味,熏肤,充身,泽毛,若雾露之溉,是为气。"上焦将从中焦得到的营养物质,从下焦回收的水分和吸入的氧气混合在一起,在膻中穴揉成团状,如雾一样灌溉到全身各处,这就是上焦如雾的道理。

内膜迷路积水新解:头为人之巅顶,上气足则五官、大脑的养分充足,耳聪目明,嗅觉灵敏,身体轻劲有力。上气不足则雾气凝积成水,造成眩晕。这就是耳道内膜迷路积水的成因。

病案实例

案一:卢某,男,44 岁,上海人,下岗待业。自述患梅尼埃病已有十余年,几年前从单位下岗,因经济困难无力治疗,近来疾病频发,复苏期延长,自知情况不妙,上海医生说"此病要连服 20 剂中药方能稳定"。一剂中药要几十元,卢无力承担。苏州亲友愿意资助药资,遂上门求治。

望诊:身材高瘦,面色憔悴,口唇苍白,神疲乏力,舌质淡,苔光剥。

切诊:脉沉细。

诊断:上气不足,耳道积水。

治则:补气养血,通阳化水。

处方:熟地 20 克,山药 15 克,茯苓 15 克,泽泻 20 克,丹皮 15 克,黄芪 30 克,党参 20 克,白术 15 克,升麻 6 克,天麻 10 克,蔓荆子 10 克,淫羊藿 30 克,附片 10 克,半夏 10 克,生姜 5 片,红枣 10 枚。

方解:熟地、山药、茯苓、泽泻、丹皮乃六味地黄去收敛固涩之萸肉,意在滋阴以补肾,黄芪、党参、白术健脾以补气,升麻、天麻、蔓荆子升阳气至头顶,促上焦气化也,淫羊藿、附片补肾壮阳,促下焦气化。半夏降逆化湿,生姜、红枣调和营卫。

每剂中药可煎 3 次,合并三汁,每服 200 毫升,可服一天半。

若此方有效,可连续服用 3 个月。

二诊:精神气色均有好转,脉象也有起色,自言腰痛甚。

处方:熟地 20 克,山药 15 克,茯苓 15 克,泽泻 20 克,丹皮 15 克,黄芪 30 克,党参 20 克,白术 15 克,升麻 6 克,天麻 10 克,蔓荆子 10 克,淫羊藿 30 克,附片 10 克,半夏 10 克,杜仲 10 克,生姜 5 片,红枣 10 枚。

方解同上。腰者肾之府也,加杜仲 10 克。

半年后来苏州复诊,精神大好,病虽有发作,卧床一天便可恢复,已能从事社区安排的工作。

案二:2017 年 4 月,一位读过拙作《黄帝内经新探索》的上海朋友,知道我致力于梅尼埃病的中医治疗。正好他有一位刘姓朋友的夫人患有梅尼埃病,十几年了,长期服用依波停之类的西药。随着年龄的增长发病的间歇期缩短,恢复期变长,自我感觉不好,遂来苏求医。

李某某,女,56 岁,上海人。

患者自诉:有风湿性心脏病史,医生说:心脏的三个瓣膜均见受损,耳鸣,头足畏寒。

望诊:面色少华,唇淡,神疲。

问诊:手足不温,特别怕冷,头部受寒常为发病的起因。

切诊:肢冷,脉细濡。

诊断:上气不足,耳道积水。

治则:补肾健脾,通阳化水。

处方:熟地 15 克,山药 10 克,淫羊藿 15 克,杜仲 10 克,生黄芪 30 克,党参 15 克,白术 12 克,丹皮 10 克,茯苓 10 克,蔓荆子 10 克,白菊花 10 克,天麻 10 克,升麻 6 克,柴胡 10 克,细辛 3 克,桂枝 10 克,当归 10 克,赤芍 12 克,泽泻 10 克,枳壳 10 克,生姜 5 片,红枣 10 枚。10 剂。

方解:熟地、山药、淫羊藿、杜仲补肾纳气,生黄芪、党参、白术、茯苓升阳补气,蔓荆子、天麻、白菊花、升麻、柴胡平肝升阳,细辛、桂枝、泽泻通阳利水,枳壳行气,当归、赤芍理血化瘀。

此方连服 3 个月,以观后效。

2017 年 8 月 30 日,上海刘先生来电说:服中药已经四个月了,梅尼埃病未见发作。但手足畏寒未见好转。问:下来如何用药? 答:四个月未见发病,可谓初见成效。前贤说:慢性病要有方有守。中药处方不需变动,剂量可以减少,一剂中药可服用两天,每天一杯约 200 毫升,久久为功。

头足畏寒恐与遗传基因相关,强行改变恐生祸端,不如顺应自然。

加减:气虚者加人参;阳虚者加肉桂、巴戟天;食欲不振者加鸡内金、生山楂;腰酸膝软者加牛膝、狗脊;脘腹不适者加砂仁、豆蔻;阴虚者加西洋参、川石斛。

第四章
糖尿病肾病窗口期诊治新探索

现代医学认为糖尿病可分为二类，一类是胰岛素缺乏症，一类是胰岛细胞功能低下症。分别为 1 型糖尿病，2型糖尿病。本章内容讨论的是 2 型糖尿病。

现代医学总结糖尿病的症状为"三多一少"，即多饮、多食、多尿和体重减少(轻)。

糖尿病的特点是血糖升高，严重时尿液有甜味。对糖尿病的治疗是控制血糖。节制饮食和增加运动对于血糖的控制具有重要意义。糖尿病并不可怕，可怕的是糖尿病后期出现的并发症，如糖尿病肾病、糖尿病失明等。

一、中医学论糖尿病

中医学将糖尿病称为消渴，消是消耗，渴是口渴，消渴是以多饮、多食、多尿、身体消瘦或尿有甜味为特征的疾病。

在《黄帝内经》就有对消渴的论述。《灵枢·五变》说：

"五脏皆柔弱者,善病消瘅。"消是消耗,瘅是因劳累引起的疾病。全句的意思是身体虚弱的人因为劳累可以引起消耗阴液的疾病。《素问·奇病论》说:"此人必数食甘美而多肥也,肥者令人内热,甘者令人中满,故其气上溢,转为消渴。"营养过剩是消渴的原因。

消渴病的分型与治疗包括:

1. 上消型

主症:口渴多饮,口干咽燥。兼症:尿多,消瘦。舌边尖红,苔薄黄,脉洪数。兼症不必全具。

病机:热伤肺阴,饮水自救。

治则:清热润肺,生津止渴。

处方举例:天花粉 15 克,生葛根 12 克,生地 12 克,沙参 15 克,玄参 10 克,天、麦冬各 10 克,知母 10 克,生石膏(先煎)30 克。

方解:天花粉、生葛根生津止渴;生地、沙参、玄参、天冬、麦冬养阴生津;知母、石膏清泄肺热。

加减:烦渴者加西洋参 5 克,鲜芦根二尺,鲜藕汁半杯。

2. 中消型

主症:多食善饥,大便干结。兼症:形体消瘦。苔黄干燥,脉滑实有力。兼症不必全具。

病机:胃火炽盛,消谷易饥。

治则:清泻胃火,养阴生津。

处方举例:生石膏(先煎)30 克,知母 10 克,黄连 3

克,生地 15 克,玄参 15 克,麦冬 15 克,川石斛 15 克,生甘草 6 克。

方解:生石膏、知母清泄胃热;黄连泻火;生地、玄参、麦冬、石斛养阴生津;甘草和中。

加减:便秘者加制大黄 6 克,生首乌 10 克。

3. 下消型

主症:尿频量多,五心烦热。兼症:尿液浑浊,味甜,口干唇燥,舌红,脉细数。兼症不必全具。

病机:肾气不固,精微下注。

治则:滋阴补肾。

处方举例:熟地 15 克,萸肉 12 克,山药 12 克,丹皮 10 克,泽泻 10 克,茯苓 10 克,麦冬 10 克,五味子 6 克,玄参 12 克,益智仁 10 克,生黄芪 20 克。

方解:熟地、萸肉、山药、丹皮、泽泻、茯苓为六味地黄丸组成药物,加麦冬、五味子为麦味地黄丸专治肾虚津亏;玄参清泄肾火;益智仁缩尿;加生黄芪者意在升阳补气,助下焦气化也。

加减:阴虚火旺者加黄柏 6 克,知母 6 克,龟板(先煎)20 克;尿多浑浊者加桑螵蛸 10 克,益智仁 10 克,金樱子 15 克,蚕茧壳 6 克。

4. 肾阴亏损型

消渴后期可见精血不足,不能上荣耳目,可见白内障,眼底血管变性,耳聋等并发症。

治则：滋阴补肾。

处方举例：熟地 15 克，萸肉 10 克，山药 10 克，茯苓 10 克，泽泻 10 克，丹皮 10 克，枸杞子 10 克，菊花 10 克，磁石（先煎）30 克。

方解：此六味地黄丸之意也，熟地补肾，泽泻泻肾，山药补脾，茯苓泻脾，萸肉补肝，丹皮泻肝，补泻结合之典范也；加枸杞子、菊花，有补肾明目之功；加磁石者，重镇潜阳也。

加减：阴阳俱虚者加苁蓉 10 克，补骨脂 10 克，鹿角霜 15 克，人参 6 克，西洋参 6 克。

5. 肾阳亏损型

糖尿病后期可见阳衰阴枯，可见于糖尿病肾病。症见面色泛红，烦渴加重，恶心呕吐，呼吸深快，脉细数无力。

病机：阳气外越，气若游丝。

治则：回阳固脱，育阴潜阳。

处方举例：人参 10 克，五味子 3 克，萸肉 10 克，天、麦冬各 10 克，龟板（先煎）30 克，龙骨（先煎）30 克。

方解：人参回阳固脱是为主药；五味子、萸肉收敛固涩；天、麦冬养阴生津；龟板、龙骨潜阳固脱。

加减：血瘀者加丹参 10 克，生山楂 15 克，赤芍 10 克。

6. 阴液枯竭证

糖尿病后期可见阴枯证，症见昏迷不醒，四肢厥冷，脉细欲绝。

病机：阴液枯竭，阳气将亡。

治则：补气敛阴，延长寿命。

处方举例：人参 10 克，附片 10 克，炙甘草 15 克，萸肉 12 克，五味子 5 克，天、麦冬各 10 克，阿胶珠 10 克，麻仁 10 克。

方解：人参、附片、炙甘草回阳复脉；萸肉、五味子收敛固涩；天冬、麦冬、阿胶、麻仁养阴润燥。

二、糖尿病肾病新探索

中医对糖尿病的辨证同样离不开阴阳。这里的阴阳可以理解为人体的物质与功能，一切可见的物质属于阴，一切不可视的功能活动属于阳。比如：水是阴，气是阳。《素问·阴阳应象大论》说："阳胜则阴病，阴胜则阳病。阳胜则热，阴胜则寒。"笔者认为糖尿病的发生与胰岛细胞的衰老或负担过重有关。炎从火，火属阳，阳盛则消耗人的阴液，这就是糖尿病的阴阳属性。

失水是糖尿病肾病的本质。《素问·上古天真论》说："肾者主水，受五脏六腑之精而藏之，故五脏盛乃能泻。"失水是糖尿病的本质，也是最终影响到多个脏器功能的原因。

《素问·阴阳应象大论》说："寒极生热，热极生寒……此阴阳反作，病之逆从也。"糖尿病的后期可能产生口不渴、尿少的现象,这是一种假象,医生要仔细斟酌不能为表象所迷惑。肾是管理人体水液代谢的器官,肾脏细胞失水则肾脏萎缩变小,一旦肾脏变硬变小,疾病就不可逆转了。

饮食和睡眠是糖尿病肾病窗口期的标准。

饮食为后天之本。《灵枢·海论》说:"胃者,水谷之海,六腑之大源也,五味入口,藏于胃,以养五藏。"这就是脾胃为后天之本的出处,饮食对于疾病的逆顺是起关键作用的。

睡眠是健康之源。《灵枢·卫气行》说:"故卫气之行,一日一夜五十周于身,昼日行于阳二十五周,夜行于阴二十五周,周于五藏。"卫气为来自水谷之精气,浊者为卫气,清者为营气。卫气在夜里周于五藏,有修复五藏的功能。睡眠对于疾病的归属具有重大的意义。

肾脏的气化无能是糖尿病肾病的根源。《素问·灵兰秘典论》说:"肾者,作强之官,伎巧出焉。"作强之官,是说肾是产生精力的源泉,伎巧出焉,是说肾的功能是巧妙的、多方面的:①人体的物质与功能均源于肾,故肾有水火之宅的称呼;②下焦如渎,在三焦学说中,肾脏具有回收水分,排泄废物的功能。《内经》将肾的这个功能用气化两个字来概括。所谓气化就是物质的升降出入。气与水之间的转换循环,沟通了人体的阴阳,维持了人体的生态平衡。

《素问·阴阳应象大论》说:"阳生阴长,阳杀阴藏。"在人体的阴阳关系中阳气是占主导作用的,在物质与功能之间功能是占主导作用的。

现代医学认为,2 型糖尿病不一定为胰岛素缺乏,有时是胰岛素作用受损,导致葡萄糖转运不足,则血清葡萄糖升高。胰岛素的活力属于功能,功能为阳。

这样就确定了 2 型糖尿病肾病早期的治疗原则为升阳补气、利尿排毒。

病案实例

葛某某,男,70 岁。患 2 型糖尿病十几年。自诉乏力,神疲,兼有尿少、口不渴。

实验室检查显示四项指标异常:空腹血糖 14.73 mmol/L,肌酐 113.1 μmol/L(正常参考值为 35～104 μmol/L),血清总胆固醇 7.13 mmol/L,血清低密度脂蛋白胆固醇 5.08 mmol/L。

望诊:面色萎黄,舌体瘦小,苔剥。

问诊:口不渴,少饮水,尿少。

切诊:脉细弱。

诊断:肾脏缺水,气化无能。

治则:升阳补气,利尿排毒。

处方:生黄芪 20 克,白术 10 克,茯苓 10 克,黄精 20 克,车前子(包煎)10 克,威灵仙 12 克,蒲公英 15 克,生甘草 6 克。

方解:黄芪乃补气圣药,能调节全身的功能活动,为君药,生黄芪色白,白者入肺,在五行学说中,肺属于金,肾属于水,金生水,肺为肾之母脏,《难经·六十九难》曰:"虚则补其母,实则泻其子。"黄芪蜜炙则色黄,黄者入脾,非其用也。白术健脾燥湿,茯苓利水渗湿,黄精益气而降糖,车前利尿,诸药共同促进肾脏功能活动。叶天士说:"久病入络。"此络脉并非毛细血管,乃肾的管道矣,威灵仙去风湿而通十二经络,用之甚良。肾的管道有瘀则产热,蒲公英清热解毒,此物味甘微苦,不伤胃气,乃妙品也。

中药煎煮时加生姜 3 片、红枣 5 枚,服药后若感到胃中不舒服可加粳米一把,大米淀粉能缓和药性。中药煎煮 2 次,合并药汁,早晚各服一杯约 200 毫升。

白开水味淡性平,经云"淡能渗湿",水是肾最好的补品。口不渴每天也要喝三四杯白开水。注意:补阴药性寒滋腻,影响消化,慎用。理由:一旦食欲不振则回天无力也。早上喝淡盐汤一杯,可稀释血液。

连服 7 天中药可间隔 2 天,让胃肠得到休息,30 天后去医院验血检查。

服药 7 天后,患者在电话中言:药后尿量大增。答:有救矣。

服中药 1 个月后,患者去医院验血检查。苏州市立医院生化室检验报告单显示:血糖 14.0 mmol/L,肌酐 105.0 μmol/L,胆固醇 6.55 mmol/L,低密度脂蛋白 4.44 mmol/L,尿酸 349.3 μmol/L。

服中药 2 个月后,患者在市立医院生化室检验报告单显示：空腹血糖 14.00 mmol/L，肌酐 94.0 μmol/L，尿素氮 7.89 mmol/L，尿酸 367 μmol/L（为节约费用，血清总胆固醇、低密度脂蛋白两项没有检验）。

服中药 3 个月后，患者在市立医院生化室检验报告单显示：空腹血糖 11.00 mmol/L，肌酐 99.0 μmol/L，尿素氮 6.86 mmol/L，尿酸 363 μmol/L。

服中药 4 个月后，患者在市立医院生化室检验报告单显示：空腹血糖 14.00 mmol/L，肌酐 95.0 μmol/L，尿素氮 6.54 mmol/L，尿酸 352 μmol/L。

服中药 5 个月后，患者在市立医院生化室检验报告单显示：空腹血糖 17.2 mmol/L，肌酐 83 μmol/L，尿素氮 6.43 mmol/L，尿酸 280 μmol/L。

至此，患者的糖尿病肾病初期症状基本治愈，效不更方，中药加玉竹 20 克，1 剂药分 2 天服用，每天 1 杯，每月化验 1 次。

服中药 8 个月后，患者在市立医院生化室检验报告单显示：空腹血糖 20 mmol/L，肌酐 89 μmol/L，尿素氮 7.44 mmol/L，尿酸 280 μmol/L。

糖尿病患者必须重视血糖的控制，葡萄糖既是细胞的营养来源，同时也是细菌的营养来源，血中的葡萄糖高了容易滋生细菌，这是糖尿病产生并发症的重要原因之一。

胰岛细胞的活性下降，可能与胰腺的无菌性炎症有关，发炎的胰腺分泌的胰岛细胞是病态的，活力下降。从

9月20日开始每天服黄连素2次,每次3粒。以观后效。

服中药10个月后,患者在市立医院生化室检验报告单显示:空腹血糖15.1 mmol/L,肌酐89 μmol/L,尿素氮6.28 μmol/L,尿酸271 μmol/L。

次日起,黄连素增服1次,每天3次,每次3粒。

处方加减:气虚者加人参、五味子;肾虚者加杜仲、苁蓉;食欲不振者加鸡内金、乌梅;睡眠不好者加酸枣仁、制首乌;气滞者加砂仁、枳壳;尿频者加金樱子、芡实。

糖尿病肾病是一种严重的并发症,窗口期是短暂的,及时化验肌酐(一般认为,血肌酐升高多提示肾功能降低)并及早治疗最为关键。

第五章
泄泻诊治新探索

现代医学将腹泻分为炎性腹泻和非炎性腹泻两大类。

炎性腹泻由细菌或病毒等病原体引起,其产生的毒素造成肠道黏膜脱落,细胞坏死,会产生里急后重的症状,粪便中有黏液脓血,高热不退。化验大便可以找到致病的病原体,可以用相对应的药物治疗。

非炎性腹泻通常由饮食不当或受寒着凉引起。大便次数增多或者粪便变稀,水泄如注,夹有不消化的食物。化验大便可见食物残渣、油脂,没有病原体。对于非炎性腹泻通常采用补充益生菌和药物吸附法治疗。

脂肪性腹泻属于非炎性腹泻的范畴,其起因为脂肪代谢紊乱,但补充益生菌和药物吸附法对脂肪性腹泻效果不显。

一、中医学论泄泻

泄泻的类型众多。《灵枢·营卫生会》云:"下焦如渎。"下焦气化功能失职,则大肠运化无能,残渣与水液俱下。这是泄泻的主因。《黄帝内经》中有飧泄、濡泄、洞泄、溏泄及注泄等病名,《素问·阴阳应象大论》云:"清气在下,则生飧泄。""湿胜则濡泄。"《素问·生气通天论》云:"春伤于风,邪气留恋,乃为洞泄。"

泄泻的分型与治疗包括:

1. 风寒泄泻型

主症:暴发性泄泻,腹痛即泻,水下如注,肠鸣。兼症:头重体倦,混身酸痛,纳呆,恶心呕吐,畏寒,舌苔薄白或腻,脉浮、濡。兼症不必全具。

病机:风寒伤阳,胃肠气化失职。

治则:散寒解表,温中止泄。

处方举例:藿香10克,苏叶10克,厚朴6克,制半夏10克,茯苓10克,苍术10克,枳壳10克,丁香3克。

方解:藿香、苏叶解表化湿,厚朴温中化湿,半夏降逆化湿,茯苓、苍术健脾化湿,均为主药;枳壳行气,丁香温肾,为辅助。

加减:风寒者加防风10克,羌活6克;胃滞者加焦山楂10克,神曲10克;泻下如水者加诃子10克,石榴皮10克。

2. 暑热泄泻型

主症:腹痛即泻,泻下急迫,泻而不畅,粪便呈黄褐色,质黏,气秽。兼症:肛门灼热,小便短赤,心烦,口渴,舌红苔黄腻,脉滑数。兼症不必全具。

病机:饮食不洁,湿热下注。

治则:清热利湿,消积止泄。

处方举例:黄连 3 克,黄柏 10 克,制大黄 6 克,马齿苋 15 克,煨葛根 12 克,诃子肉 10 克,焦三仙各 10 克,枳壳 10 克,丁香 3 克,六一散(包煎)12 克。

方解:黄连、黄柏、大黄清热利湿,为主药;马齿苋、煨葛根、诃子止利下气;焦三仙由山楂、神曲、麦芽组成,能消食化积;枳壳行气;丁香温肾;六一散化湿,旨在恢复下焦气化功能。

加减:湿重者加薏苡仁 12 克,滑石 15 克;暑热者加藿香 10 克,佩兰 10 克;热盛者加金银花 10 克,连翘 10 克。

3. 食伤型泄泻

主症:腹痛即泻,臭如败卵,泻后痛减。兼症:腹胀痞满,腹痛拒按,嗳腐吞食,不思饮食。舌苔厚腻,气浊,脉滑实。兼症不必全具。

病机:胃肠积滞,传导失职。

治则:健胃行气,消积止泄。

处方举例:白术 10 克,茯苓 10 克,制半夏 10 克,焦三仙各 10 克,枳壳 10 克,诃子 6 克,丁香 3 克,甘草 6 克。

方解:白术、茯苓、半夏健脾燥湿,焦三仙消食化积,为主药;枳壳行气宽中,诃子下气,丁香温肾纳气,均为辅助,甘草和中为使药。

加减:舌苔黄腻者加黄连 3 克,黄芩 6 克;苔白脉缓者加厚朴 6 克,苍术 10 克;腹胀,大便不畅者加枳实 6 克,木香 3 克,生大黄 6 克。

4. 脾虚型泄泻

主症:大便不能成型,溏薄,夹有不消化食物。兼症:面色萎黄,倦怠乏力,形瘦,纳少,腹满,肠鸣。舌淡,舌体胖大,舌边有齿痕,苔薄白。脉细弱。兼症不必全具。

病机:脾胃虚弱,中焦不能腐化食物。

治则:温中健脾,消食止泄。

处方举例:党参 12 克,白术 12 克,茯苓 10 克,甘草 6 克,炒薏苡仁 12 克,扁豆衣 6 克,山药 10 克,鸡内金 6 克,诃子 6 克,丁香 3 克,枳壳 10 克。

方解:党参补中益气,白术、茯苓、炒薏苡仁、扁豆衣、山药健脾益胃,为主药;鸡内金消食,诃子下气,丁香温肾,枳壳行气,甘草和中,共为佐使。

加减:久泻脱肛者加黄芪 15 克,升麻 6 克,柴胡 6 克,石榴皮 10 克;腹中冷痛者加附子 10 克,肉桂 3 克。

5. 肝脾不和型泄泻

主症:泄泻通常随情绪而变化,便后腹痛见减,再痛再泻。兼症:情志不畅,多情善感,胸闷腹满,嗳气,纳少,神疲乏力,舌淡质红,苔薄白或薄黄,脉弦细。

病机:肝失疏泄,脾运失责。

治则：疏肝理气，健脾止泄。

处方举例：白芍 12 克，柴胡 6 克，防风 10 克，白术 12 克，陈皮 6 克，枳壳 10 克，乌药 6 克，山楂炭 10 克，乌梅 6 克，诃子 6 克，丁香 3 克。

方解：白芍、柴胡、防风疏肝理气，白术、陈皮、枳壳健脾行气，为主药；乌药降气，山楂炭、乌梅生津消食，诃子下气，丁香温肾助下焦气化，均为佐使。

加减：肝阴不足者加萸肉 10 克，五味子 3 克，白芍 10 克；脾气不足者加扁豆 10 克，山药 10 克；情绪不安者加绿萼梅 3 克，郁金 10 克；血瘀者加丹皮 10 克，赤芍 10 克，桃仁 10 克。

二、泄泻新探索

人摄入脂肪以后胆囊会分泌胆汁，胆汁通过胆道、胆总管注入十二指肠，在胆汁的作用下脂肪在小肠中形成微小的颗粒叫脂肪乳，只有脂肪乳才能为肠道所吸收。如果脂肪在小肠中不能形成脂肪乳，油脂进入结肠就会导致结肠神经亢奋，蠕动增加，就会腹痛腹泻。这就是脂肪性腹泻的根源。属于中焦不能如沤的范畴。病在下焦，治在中焦。

病案实例

案一：王某，男，四十多岁。来苏务工人员，泥瓦工。脂肪性泄泻。

主症：稍食油腻即腹痛腹泻。兼症：面色萎黄，舌淡体胖，舌苔白腻，脉濡细。

诊断：中焦不能如沤，下焦变化失常。

治则：疏肝利胆，健脾升阳。

处方：柴胡 10 克，白芍 12 克，龙胆草 3 克，苦参 10 克，官桂 3 克，丁香 3 克，白术 12 克，枳壳 10 克，黄芪 20 克，升麻 3 克，甘草 6 克，红枣 10 枚，生姜 5 片。7 剂。

方解：胃肠以通为用，气机以升为用。柴胡、白芍疏肝利胆，龙胆草、苦参清热利胆，官桂、丁香温肾化气，黄芪补气升阳，白术健脾，均为主药；枳壳、升麻升阳行气，均为辅助，甘草调和药性。

加减：气虚者加党参、五味子；食滞者加焦山楂、鸡内金、神曲、麦芽；气滞者加青皮、砂仁；便溏者加芡实、山药。

半月后其舅告诉我：外甥服中药 2 周，能吃少许荤腥，不再腹痛腹泻。

案二：田某，女，45 岁。自诉：因胆石症行胆囊切除术后，腹痛绵绵，泄泻。

望诊：面黄，精神烦躁，唇淡，苔白腻。

切诊：脉细弦。

诊断：胆囊切除，功能缺失。

治则：疏肝利胆，健脾补气。

处方：柴胡 10 克，白芍 12 克，龙胆草 3 克，苦参 10 克，官桂 3 克，丁香 3 克，枳壳 10 克，炙黄芪 20 克，升麻 3

克,甘草 6 克,当归 10 克,丹皮 10 克,制草乌 6 克。

方解:同前,久病入络,加当归、丹皮活血通络,加制草乌,散寒止痛。

药后症状有所缓解,稍食油腻则腹痛、腹泻。问:何也?答:胆囊切除,新的消化机制尚未形成。宜用丸剂治疗,丸者缓也,久久为功。

丸剂处方:柴胡 200 克,白芍 240 克,龙胆草 60 克,苦参 200 克,官桂 60 克,丁香 60 克,枳壳 200 克,炙黄芪 400 克,升麻 60 克,甘草 120 克,当归 200 克,丹皮 200 克,制草乌 120 克。

上药烘干,研成细末。

以金钱草 250 克,芦根 250 克,川石斛 250 克,煎浓汁,代水泛丸,如绿豆大。

服法:每次半匙,约 2 克,每日 2～3 次。饭后半小时服用。

服丸 3 个月后,能食少量油脂,多矢气,大便时溏。

切除了胆囊,脂肪的代谢机制尚未建立,常服此丸,可获长效。

体会

一定的社会产生一定的生活方式,一定的生活方式产生一定的疾病。

改革开放以后中国最大的特点就是大量人口由农村迁徙到城市,随着经济的富裕,饮食结构发生了根本的改变。由以谷物为主的饮食结构,向以副食为主进行了转移。猪肉的价廉物美使它成为百姓的最爱。短短三十年,中国人由营养不良型一下子过渡到营养过剩型。

高血糖、高血脂、高血压成为三大健康杀手。

《孟子·告子上》说:"食、色,性也。"美食人所爱也,美色人所喜也。明明知道病从口入,祸从口出,管住嘴巴仍然是一道难题。

油脂的摄入以胆道的负担最重,近二十年来胆道疾病的高发已经成为趋势。

随着医药的发达,传统的中药胆道排石疗法已经成为过去。排石需要强壮的体魄,经得起剧烈的泻下,排石需要旺盛的食欲,不为苦药所制约。随之兴起的是胆囊切除术,进入电脑时代,胆囊切除术更是从传统型向微创型转变。每天都有大量的胆囊摘除术在进行之中。

对于中医药来说这是个"奇迹"。在中医学中胆是六腑之一,《素问·灵兰秘典论》说:"胆者,中正之官,决断出焉。"这里的胆,是产生决断为意识形态,汉语中胆大包天、胆小如鼠、胆怯等等有关决断的词语都与胆有关联。《灵枢·本输》说:"肝合胆,胆者,中精之腑。"肝为脏,胆为腑,俗话说肝胆相照。胆汁由肝脏产生通过胆管流入胆囊,这就是中精之腑的意思。中焦如沤,离不开胆的作用。这里的胆是消化脂肪的重要器官。

切除了胆囊的人依然可以正常地生活,这不能不让人感叹现代医药的奇迹。

值得关注的是，在摘除胆囊以后大约有 20％的人会产生胆道手术后综合征：纳少，不能吃坚硬的食物，饭后脘腹隐痛，肠鸣，得矢气则舒，稍食油腻则腹痛腹泻。这就是脂肪性泄泻。

服消炎利胆药物后隔 2 小时方能痛止。长期的营养缺失，身体衰弱，毫无防卫能力。

能不能用上述丸剂来治疗呢？

三年前的一天，我去葑门横街买肉，肉店铺老板的老婆腹痛难忍，痛苦不堪。随口询问知道老板娘体检时检测到 2 枚胆囊结石，昨夜贪嘴，吃了 3 只鸡蛋，从下半夜开始腹痛如绞，服消炎利胆药不能减少痛苦。我立刻回家取来丸药，让其吞服 30 小丸，十来分钟后腹痛缓解消失，夫妻俩千恩万谢。我说："此为胆石嵌顿性绞痛。丸药只能止痛，不能排石，胆囊切除为上。"可怜的小老板每日忙于生计，至今无暇手术。只是每逢胆痛即服丸药，能立刻止痛。胆石不去只怕后患无穷。

后来遇到胆囊摘除出现综合征者，我都让他们自制中药丸剂，均有立竿见影的疗效。

第六章
老人病毒性肺炎诊治新探索

现代医学将感冒分为普通感冒和流行性感冒。普通感冒与季节无关,全年均可发病。症状包括打喷嚏,流鼻涕,恶风畏寒,少有发热。

流行性感冒多由甲型或乙型流感病毒引发,与季节相关,北半球通常在每年的 10 月至次年的 5 月间流行,其中 2 月为高峰。流感症状出现较快,一般出现突发高热,咳嗽寒战,严重者关节疼痛,或胸部不适。实验室检查:白细胞计数正常或减少,分类正常,或中性粒细胞减少。下鼻甲黏膜印片检查,柱状上皮细胞变性及坏死。胞浆内可查见嗜酸性包涵体。用早期鼻咽洗液为检材,阳性可确诊。流感病毒可能会引发肺炎等并发症。治疗流感的药物首选达菲(奥司它韦),预防流感最有效的是接种疫苗,注射一次疫苗产生的抗体可持续 6～8 个月,每年需要接种疫苗一次。而流感病毒变异频繁,这就给疫苗的生产带来了难度。

对于健康人来说流感的危害并不大,因为人体会对流感产生抗体,大概 1~2 周不用药也能自愈。但老人和小孩一个在生命的衰退期,一个在生命的虚弱期,患上流感对症治疗是必需的。

一、中医学论感冒

感冒是个模糊的概念,是风邪侵袭人体所引起的鼻塞、喷嚏、流涕、咳嗽、头痛、发热、恶寒以及全身不适等症状的常见外感疾病。感冒有轻重之分,轻者为伤风,重者称重伤风,在一个时期广泛流行的称时行感冒。

气候变化是感冒最常见的原因。《素问·骨空论》云:"风为百病之始也……风从外入,令人振寒,汗出头痛,身重,恶寒。"生活在同一环境的人有病,有不病,是何原因?《素问·评热病论》云:"邪之所凑,其气必虚。"感冒多在天气变化,冷暖失调,正气虚弱的情况下发生。《素问·上古天真论》说:"夫上古圣人之教下也,皆谓之虚邪贼风,避之有时,恬惔虚无,真气从之,精神内守,病从安来。"精神健康与御病能力息息相关。《素问·太阴阳明论》说:"伤于风者,上先受之。"肺气通于天,这里的上为上焦,上焦的位置在胸中,心肺所居,肺主呼吸,开窍于鼻,肺主皮毛,风邪挟寒,热、湿、燥、火、暑等邪气从皮毛或者鼻腔而入,造成各种类型的感冒。

感冒的分型与治疗包括:

1. 风寒型感冒

主症：恶寒，发热无汗，喉痒，咳嗽。兼症：头痛，关节痛，鼻流清涕，喷嚏连作，舌苔薄白，脉浮紧。

病机：风寒束表，气道闭塞。

治则：散寒解表，宣肺通窍。

处方举例：荆芥 10 克，防风 10 克，紫苏叶 10 克，麻黄 6 克，前胡 10 克，苍耳子 10 克，甘草 6 克。

方解：荆芥、防风、紫苏叶、麻黄散寒解表，为主药；前胡化痰；苍耳通窍；甘草和中。

加减：挟湿者加苍术 10 克，厚朴 3 克；挟痰者加制半夏 10 克，陈皮 3 克；气滞者加香附 6 克，枳壳 10 克；里热者加石膏 15 克，杏仁 10 克。

2. 风热型感冒

主症：发热，微恶风寒，有汗不多，咽喉肿痛。兼症：咽喉肿痛，咳嗽痰黏，口渴，舌红，苔薄白或微黄，脉浮数。

病机：风热犯表，肺失清肃。

处方举例：金银花 10 克，连翘 10 克，荆芥 10 克，薄荷(后下)5 克，豆豉 10 克，桔梗 10 克，牛蒡子 10 克，淡竹叶 6 克，冬瓜子 10 克，象贝母 10 克，生甘草 6 克。

方解：金银花、连翘清热解毒，荆芥、薄荷、豆豉解表透邪，桔梗、牛蒡子利咽消肿，冬瓜子、象贝母清肺化痰，生甘草和中。

加减：头痛者加菊花 10 克，羌活 6 克；咳嗽多痰者加杏仁 10 克,象贝母 10 克,瓜蒌皮 10 克;热重者加生葛根 12 克,生石膏(先煎)20 克。暑季可加藿香 10 克,佩兰 10 克;秋季可加杏仁 10 克,梨皮 1 只。

3. 阳虚型感冒

主症:恶寒发热,头痛鼻塞,疲惫懒言,咳嗽多痰。兼症:体胖多汗,怕风,面色白。舌淡或胖,边有齿痕,脉浮弱。

病机:卫阳不足,阴寒束表。

治则:益气固表,散寒解表。

处方举例:黄芪 12 克,白术 10 克,防风 10 克,紫苏 10 克,制半夏 10 克,茯苓 10 克,陈皮 3 克,枳壳 10 克,甘草 6 克,前胡 10 克。

方解:肥人多阳虚,阳虚则卫弱,故则经常感冒,肥人多痰湿,脾阳不运则为生痰之源。黄芪、白术益气固表,防风、紫苏散寒解表,四者均为主药;前胡、半夏、茯苓、陈皮燥湿化痰,枳壳宽中行气,甘草和中,均为辅助。

加减:气虚者加人参 6 克;阳虚者加桂枝 10 克,白芍 10 克。

4. 阴虚型感冒

主症:头痛,身热无汗,微恶风寒。兼症:面色不华,唇甲色淡,口干烦热,舌红,舌苔剥落,脉细。

病机:阴血衰弱,阳气不固。

治则:散寒解表,滋阴健脾。

处方举例：荆芥 10 克，防风 10 克，柴胡 10 克，葛根 10 克，玉竹 10 克，川石斛 10 克，麦冬 10 克，当归 10 克，生黄芪 10 克，白薇 10 克，枳壳 10 克，炙甘草 6 克。

方解：瘦人多阴虚，阴虚则血少，血乃生气之源，故卫阳不足，抗病能力低下。阴虚生内热，故心烦口燥。荆芥、防风、柴胡、葛根散寒解表之轻剂，玉竹、石斛、麦冬养阴以生津，两者相辅，均为主药；当归、黄芪养血补气；白薇养阴清热；枳壳行气；甘草和中。

加减：表邪不去者加荆芥 6 克，薄荷 3 克；咯痰不爽者加瓜蒌 10 克，牛蒡子 10 克，桔梗 3 克；烦渴者加淡竹叶 3 克，知母 10 克。

二、高龄老人病毒性肺炎新探索

2017 年 2 月 13 日，上海的子旻发来短信：同事的母亲，85 岁，年前感冒过两次，用药后症状退去，十天前又感冒了，发高热，去上海某医院就诊，诊断为肺炎，住院治疗一星期，如今用抗生素热度不退，且发热持续时间变长（之前夜里热度会降低），问中药有什么方子可治？

我说："高龄老人，机能衰退，疾病的变化难以预测，必需有明确的诊断，在这之前无从说起。"

几分钟后子旻回复：医生确诊为肺炎，下午检测，排除肺结核，流感病毒阳性，应该是病毒引起的肺炎。求治。

病案分析

85 岁的高龄老人,身体机能本已衰退,年前两次感冒,当时医生用了什么药,我没有问。现代医学发达,病人高热住进医院的,医生多会输液治疗,液者阴也。这正符合吴瑭所强调的温病重在救阴的理论。抗生素是现代医药的一大发明,人类从此不用再为细菌感染而苦烦,细菌感染再也不用喝又苦又涩的中药了,然而抗生素也是把双刃剑,既能救人也能伤人,大家可以用舌头舔一下抗生素,其味极苦,绝不亚于以苦出名的黄连。《内经》有"苦寒伤阳"之说。《素问·生气通天论》说:"阳气者,卫外而为固也。"人体的阳气相当于免疫功能,高龄老人阳气衰微,无力抵抗外邪,所以一月之中经历了三次感冒;体温升高则医生免不了使用解热药剂,热随汗退,反复出汗,则伤阴,汗出多了,血液就会浓缩。阴者,生命之源也,老人的阴阳俱衰,宛如风中残烛,急需扶正祛邪,改善生态环境。

病案实例

2017 年 2 月 13 日,谢某,女,85 岁,因感冒入住上海某医院后已治疗一周,高热不退,医生诊断为病毒性肺炎。

诊断:温邪犯肺,高热伤阴。

治则:救阴扶阳,清热解毒。

处方:天、麦冬各 10 克,玄参 10 克,百合 10 克,白术 10 克,炙黄芪 12 克,金银花 10 克,连翘 12 克,大青叶 12 克,生石膏 15 克,丹皮 10 克,赤芍 10 克,桃、杏仁各 10

克,前胡 10 克,象贝母 10 克,甘草 5 克。1 剂。

方解:阴阳者,人体之生态也。85 岁的老人的阴阳本已脆弱,近期三次感冒,阴阳之气大伤,温病重在救阴,天冬、麦冬、玄参、百合者急救其阴也,白术、炙黄芪补气升阳也,均为君药;病毒对人体的危害在其毒素,金银花、连翘、大青叶、生石膏清热而解毒,是为臣药,叶天士说:"久病入络。"丹皮、赤芍、桃仁凉血疏络也,肺燥则痰黏阻塞气道,杏仁、象贝母、前胡润肺以化痰,保障呼吸道的畅通,均为佐药,生甘草调和药性为使药。

中药浸泡 2 小时,煎煮 2 次,每次 20 分钟,药汁合并使用,每次 200 毫升,以观后效。

2 月 14 日,子旻来短信:同事母亲当夜服了中药,早上的体温已经降至 36.7 ℃。又言:处方中的生石膏没有配到,有没有影响。问:下一步如何?

回答:"没有石膏只怕余热反弹,效不更方,原方再服一剂。"

当天下午老人体温有上升的趋势,家属赶忙给她服第二剂中药(这一次配到了生石膏),中药入腹,当夜平安无事,直至 15 日早晨,体温均为 36.4 ℃。家属见中药的效果好又给她服了第二剂的第二碗中药。家属还想给她再服一剂中药,问:"如果下午体温不再反弹,中药要不要有所变化?"

我说:"中医治人,西医治病。此病的关键是年老体弱,中药的功能是扶正祛邪,改善阴阳的生态环境。说得明白一点就是给病人以力量,让她自己去战胜病魔。处方奏效可以再服三天。《素问·调经论》说:"经言:阳虚则外寒,阴虚则生内热。"老人汗出多了,阴液受损,这种低热属于功能性的,与流感病毒无关。

16日老人体温最高为 37.3 ℃,17 日体温最高为 37.2 ℃,18 日体温正常。

家属问:"服药后每天排便三至四次,说话有气无力,接下来如何用药?"

答:"毒性已除,原方去大青叶、生石膏、连翘,加西洋参、生晒参、川石斛、黄精、砂仁养阴补气。"

处方:西洋参 3 克,天、麦冬各 10 克,玄参 10 克,百合 10 克,川石斛 12 克,生晒参 5 克,白术 10 克,炙黄芪 12 克,黄精 12 克,金银花 10 克,丹皮 10 克,赤芍 10 克,桃、杏仁各 10 克,前胡 10 克,象贝母 10 克,砂仁(后下)3 克,甘草 5 克。5 剂。

方解:西洋参、天冬、麦冬、玄参、百合、川石斛者滋阴以生津,生晒参、白术、炙黄芪、黄精者补气以生阳,均是主药;金银花去气分余热,丹皮、赤芍、桃仁清血中余热,杏仁、象贝母、前胡润肺以化痰,均为辅助药;砂仁温中行气,甘草和中,为佐使药。

只要解除流感的毒性,老人的免疫力就能得到恢复,流感病毒也就无能为力了。人类不与细菌病毒正面交锋,这就是中医药的大智慧。

中医药以人为纲,在治疗的过程中人是主体,密切关注人的机体平衡,通常用扶正祛邪的治则,在治病的过程中增强病人的体质,让病人自己战胜疾病。对于病人来说意义长远。

第七章
胸腔积液诊治新探索

胸腔积液（简称胸水）一般分为漏出液和渗出液两大类。引起的原因不外乎炎性和非炎性两种。

炎性胸腔积液多由细菌等病原体感染引起，是一种严重的症状，临床治疗多以抽液和抗菌相配合，炎症控制了，炎性分泌物也就中止了。

非炎性胸腔积液的原因不明，主症为胸腔积液，胸闷气痞，不能平卧等。医生通过 X 线透视、化验胸液可以确诊。治疗方法为抽取积液，再生再抽。药物的治疗疗效不显著。

一、中医学论胸腔积液

非炎性胸腔积液属于中医学"痰饮"的范畴。

痰饮是水液在体内运化，输布失常，停留在某些部位的一类病证。痰和饮是两种病理产物，黏稠者为痰，清稀者为饮。

《素问·经脉别论》说："饮入于胃，游溢精气，上输于脾，脾气散精，上归于肺，通调水道，下输膀胱。"《素问·六元正纪大论》说："太阴所至，为积饮否隔。"太阴者，脾也，这里的脾，并非解剖学意义上的脾脏。《素问·六节藏象论》云："脾、胃、大肠、小肠、三焦、膀胱者，仓廪之本，营之居也，名曰器，能化糟粕，转味而入出者也。"这里的脾是主管消化的生命系统，它的功能之一是运化水湿，脾运不健则积水为饮，否字通于痞，否者隔也，水积中焦则痞闷阻隔也。痰饮者水也，水者属于阴，《素问·阴阳应象大论》说："阴胜则寒。"张仲景的《金匮要略》说："病痰饮者，当以温药和之。"此论就来自《内经》"阳病治阴，阴病治阳"的理论。《素问·通评虚实论》说："邪气盛则实，精气夺则虚。"

痰饮的分型与治疗包括：

1. 痰饮实证轻型

主症：胸满，腹胀，胃脘有水，振之有声或肠间有漉漉水声，口渴不欲饮水。兼症：身体暴瘦，纳少，舌苔白滑，脉弦滑。

病机：脾运不健，水积中焦。

治则：健脾燥湿，温阳利水。

处方举例：茯苓15克，桂枝10克，苍、白术各10克，半夏10克，陈皮6克，生甘草6克，丁香3克。

方解：此痰饮在胃。胃的温度不够，食物不能如沤也。张仲景的《金匮要略》说："病痰饮者，当以温药和之。"

茯苓、桂枝、苍白术、甘草乃《金匮要略》之苓桂术甘汤也，温脾利水也，苍白术同用者意在增强脾运之力，均为主药；半夏燥湿降逆而化痞，陈皮燥湿化痰，均为辅助；丁香温肾，肾者主水，气化之源也。

加减：呕吐者加生姜 5 片，吴茱萸 1.5 克；眩晕者加泽泻 10 克，牛膝 15 克；痞满者加厚朴 6 克，枳实 6 克。

2. 痰饮实证重型

主症：腹满坚硬，腹痛自利，肠间沥沥有声，便秘，口干舌燥。兼症：纳少，舌苔腻，色白或者黄，脉弦沉。

病机：中焦阻隔，上下不通。

治则：利水通腑，扶正祛邪。

处方举例：椒目 6 克，防己 10 克，葶苈子 10 克，大黄 6 克，生黄芪 30 克，白术 10 克，半夏 10 克，红枣 10 枚，生姜 5 片。

方解：此痰饮移至大肠，下焦气化失职也。椒目、防己、葶苈子、大黄者乃承《金匮要略》之己椒苈黄丸意，利水通腑，为主药；半夏降逆，为辅助；黄芪、白术、红枣、生姜扶正和营，泻不伤气。

加减：腹满者加厚朴 6 克，枳实 6 克；病重者可取甘遂末 1 克，用红枣肉 2 枚包裹其中，以温水送服，得利后即停服。

3. 悬饮

悬的本意是挂在空中。痰饮在肺也，肺不布津。主症：胸胁胀痛，呼吸咳嗽或转动身体时疼痛加剧。兼症：寒热往来，口苦舌干，舌苔白或黄，脉弦数。

病机：肺不布津，饮停上焦。

治则：泻肺逐饮，扶阳护阴。

处方举例：椒目 6 克，全瓜蒌 10 克，葶苈子 10 克，玉竹 15 克，生黄芪 15 克，白术 10 克，地骨皮 10 克，麦冬 10 克，红枣 10 枚，生姜 5 片。

方解：椒目、瓜蒌、葶苈子泻肺逐饮，为主药；玉竹、麦冬护阴，黄芪、白术扶阳，地骨皮清泄肺火，均为辅助；红枣、生姜调和营卫。

加减：胸满苔腻者加薤白头 10 克，杏仁 10 克；胸满体弱者加桂枝 10 克，茯苓 10 克，附片 6 克。

4. 支饮

支是分支的意思，痰饮在腑，肺体胖大也。主症：咳嗽气喘，不能平卧，天寒加重，经年不愈，痰白多沫。兼症：面孔浮肿，足踝肿胀，舌苔白腻，脉弦紧。

病机：饮停肺腑，上焦不化。

治则：温肺化饮，补气升阳。

处方举例：麻黄 6 克，桂枝 6 克，细辛 3 克，杏仁 10 克，生甘草 6 克，桑白皮 10 克，泽泻 10 克，生黄芪 15 克，白术 10 克，丁香 3 克，牛膝 15 克，半夏 10 克，红枣 10 枚，生姜 5 片。

方解：麻黄、桂枝、细辛温肺通阳以利水，为主药；杏仁、泽泻、桑白皮、半夏化痰利水,为辅助;黄芪、白术补气升阳,丁香温肾,牛膝补肾,红枣、生姜调和营卫,均为佐使。

加减:气虚者加人参 6 克;阴虚者加西洋参 6 克,麦冬 10 克,五味子 3 克。

5. 溢饮

水满则溢,水饮泛滥则肢体浮肿。主症:恶寒体重,肢体浮肿。兼症:咳嗽气急,口不渴,胸闷。舌苔白,脉浮紧。

病机:外感风寒,气道闭塞。

治则:散寒解表,温经通阳。

处方举例:麻黄 6 克,桂枝 6 克,细辛 3 克,干姜 3 克,制半夏 10 克,白芍 10 克,猪、茯苓各 10 克,生黄芪 15 克,防风 10 克,车前子(包煎)10 克。

方解:水为阴邪,伤人阳气,气道不通则水溢肢体,胸为上焦,气为水化,脾胃为后天之本,责在中焦。

麻黄、桂枝、细辛、干姜通阳利水,为主药;半夏、茯苓、猪苓、车前子利尿化湿,为辅助;生黄芪、防风升阳固表,利水伤阴加白芍敛阴。

加减:尿少者加冬葵子 10 克,泽兰 10 克;化热者加清金散(包煎)15 克。

二、胸腔积液新探索

2014 年春,妹妹来电说:妹夫小葛觉得胸闷,躺在床上感觉胸闷、呼吸受阻,怀疑自己得了什么重病。昨夜让女儿送他去医院看了急诊,医生诊断为胸腔积液,心肺正常,胸膜无炎性分泌物。医生说:此病要住院治疗,抽取胸腔积液,无药物可治。问:此法能否断根?医生回答说:不能,积液原因不明,以后还会产生,还要抽液。问我:中医药能否治疗?我说:不是炎症当然没有问题,让他来吧。

中医药胸腔积液成因。《灵枢·营气》载:"营气之道,纳谷为宝,谷入于胃,乃传之肺,流溢于中,布散于外,精专者行于经隧,常营无已,终而始复。"《灵枢·决气》云:"上焦开发,宣五谷味,熏肤,充身,泽毛,若雾露之溉,是谓气。"

古人认为气是由饮食得到的精华物质,通过肾阳和肺的蒸腾作用,像雾露一样灌溉到全身各处。上焦为心肺,也就是胸腔。《灵枢·邪客》曰:"宗气积于胸中,出于喉咙,以贯心脉而行呼吸焉。"宗气是呼吸之气与营养之气的结合物,宗气行于经络时又名真气,真气在人体中的循环构成了人体的生态平衡,这就是肺主气,司呼吸,通调水液的理论根据。患者营养匮乏,则营气乏源,肺气升发无能,则水液的代谢失职,这就是胸腔积液的成因。

病案实例

案一：葛某某，男，68岁。自诉：有糖尿病史，胸中积水，呼吸困难。经苏州某医院检查，医生诊断为非炎性胸腔积液，主张抽液治疗，以后胸液还会再生，只能随生随抽，没有根除的办法。

主症：胸中积水，呼吸困难，面色萎黄，疲惫乏力，舌淡胖，苔白，脉濡细。

《黄帝内经》说："营卫之道，纳谷为宝。"又说："上焦开发，宣五谷味，熏肤，充身，泽毛，若雾露之溉，是谓气。"中医学认为人的肝、心、脾、肺、肾五个生命系统之间存在着滋生制约的关系，临床不必见脏治脏。《难经·六十九难》云："虚则补其母，实则泻其子。"非炎性胸水属于精气衰弱的虚证，那就要找到肺的母脏，五行理论：土生金，这是说脾为肺之母也，治则为健脾以补气；胸水为邪气盛，实则泻其子，那就要找到肺的子脏。五行理论认为金生水，这就是说肾为肺的子脏。肾者主水，水者阴也，寒得温则化，治则为温肾利水。

诊断：营养失调，胸腔积液。

治则：健脾补气，温肾利水。

处方：生黄芪 20 克，白术 12 克，党参 12 克，茯苓 10 克，葶苈子 10 克，车前子 10 克，桂枝 10 克，细辛 3 克，玉竹 15 克，白芍 12 克，怀牛膝 15 克，五加皮 12 克，附片 10 克，红枣 10 枚，生姜 5 片。7 剂。

方解：生黄芪利水升阳，为君药；白术、党参、茯苓补肺脾之气，葶苈子泻肺之水，车前子利尿，桂枝、细辛温阳化气，均为辅助。利水则伤阴，玉竹、白芍补阴以润燥，牛膝、五加皮、附片温肾利水，红枣、生姜调和营卫，为佐使。

加减：气虚甚者加人参；阴虚口渴者加西洋参、麦冬；肾阳不足者加杜仲、巴戟天、鹿角霜。

服药后尿量大增，七天后胸腔积液完全消失。

案二：毛某某，女，64岁。自诉：患哮喘多年，近年越发严重，胸腔积液，胸闷，透不过气来，不能平卧。求治。

望诊：呈慢性病容，桶状胸，抬肩呼吸，舌淡胖大，苔白腻。

问诊：胸闷透不过气来，心悸，纳少，不能平卧。

切诊：脉弦芤。

诊断：肺肿不能运气，胸水凌心。

治则：补气强心，温阳利水。

处方：生黄芪20克，党参15克，炒白术12克，茯苓10克，附片6克，葶苈子6克，玉竹12克，桑白皮10克，牛膝15克，桂枝10克，白芍12克，细辛3克，红枣10枚，生姜5片。7剂。

药后排尿增多，得便后胸中稍觉畅快，抬高枕头后能睡片刻，心悸。

效不更方。加柏子仁养心、车前子利尿。

处方：生黄芪 20 克，党参 15 克，炒白术 12 克，茯苓 10 克，附片 6 克，葶苈子 6 克，玉竹 12 克，桑白皮 10 克，牛膝 15 克，桂枝 10 克，白芍 12 克，细辛 3 克，柏子仁 10 克，车前子(包煎)10 克，红枣 10 枚，生姜 5 片。7 剂。

药后已经能平躺，心悸得缓，胸腔积液明显改善。

此为肺气肿也，病程日久，通过治疗可改善患者生存质量。

第八章
痛经诊治新探索

妇女在行经前后或行经期间,下腹部有较剧烈的疼痛,并随月经周期发作的疾病称为痛经。

痛经为妇女常见疾病。原发性痛经多见于未婚未育者,妇科检查无明显异常发现,或子宫发育稍差,偏小。继发性痛经多由生殖器官器质性病变引起,如盆腔炎、子宫内膜异位症等。

痛经的对症治疗如下。①止痛解痉:在月经来潮前12至24小时口服解痉止痛类药物。②镇静:严重痛经伴精神紧张、情绪不稳定的患者,可给予少量氯丙嗪口服。此外还有内分泌雌激素疗法、孕激素疗法等;继发性痛经可以使用手术疗法。

一、中医学论痛经

《素问·举痛论》载:"经脉流行不上,环周不休,寒气入经而稽迟,泣而不行,客于脉外则血少,客于脉中则气不通,故卒然而痛。"寒主收引,气血不通则痛也。

《素问·阴阳别论》曰:"二阳之病发心脾,有不得隐曲,女子不月。"二阳为阳明。阳明胃经也,隐曲,私下之事,不月,月经不来。《素问·五藏别论》云:"胃者,水谷之海,六府之大源也。"营养来源匮乏则气血衰少,血行无力则经行不畅也。《素问·六节脏象论》说:"肝者,罢极之本,其华在爪,其充在筋,以生血气。"情志不调,也会导致月经不畅。

痛经的分型与治疗包括:

1. 气滞血瘀型

主症:月经后期,经行不畅,色紫有血块,小腹胀痛剧烈,血块下后痛减,舌有紫点,苔薄,脉沉弦。

病机:气血不通,血滞宫胞。

治则:活血行气,散瘀止痛。

处方举例:当归 12 克,川芎 6 克,香附 10 克,延胡索 10 克,小茴香 6 克,红花 3 克,桃仁 10 克,失笑散(包煎) 15 克,生黄芪 15 克,甘草 6 克。

方解:当归活血养血为妇科良药,川芎、香附活血行气,小茴香散寒止痛,延胡索行气止痛,红花、桃仁活血散瘀,失笑散由生蒲黄、五灵脂组成化瘀止痛,生黄芪升阳益气,甘草调和药性。

加减:胀甚于痛者为气滞,加木香 3 克,乌药 3 克;小腹冷痛者加吴萸 1.5 克,肉桂 1.5 克。

2. 气血亏虚型

主症：月经后期,经期或经后小腹隐痛,按之痛减,血量少,色淡,无血块,面色无华,头昏,心悸,舌淡,脉细弱。

病机：营养不足,经来乏源。

治则：健脾养血,调经止痛。

处方举例：当归 12 克,熟地黄 12 克,白芍 10 克,川芎 6 克,黄芪 15 克,白术 10 克,党参 10 克,甘草 6 克。

方解：当归、熟地、白芍、川芎为四物汤,养血活血以调经,黄芪、白术、党参健脾以补气,甘草调和药性。

加减：血虚者加阿胶珠 10 克,制首乌 15 克;气虚者加人参 6 克。

3. 肝郁气滞型

主症：月经或先或后,经量或多或少,色暗有血块,乳胀,胸闷,胁痛,小腹胀痛,苔薄,脉弦。

病机：肝气郁结,经来不畅。

治则：疏肝解郁,理气止痛。

处方举例：当归 10 克,白芍 10 克,柴胡 10 克,青皮 6 克,香附 10 克,郁金 10 克,延胡索 10 克,枳壳 10 克,甘草 6 克。

方解：当归养血调经,白芍柔肝和营,柴胡、青皮疏肝解郁,香附、郁金行气解郁,延胡索止痛,枳壳行气,调畅气机,甘草调和药性。

加减：肝气郁结者加绿萼梅 4.5 克,八月札 10 克;气虚者加黄芪 10 克,白术 10 克,茯苓 10 克。

二、痛经诊治新探索

《素问·上古天真论》说:"女子,七岁肾气盛,齿更发长。二七,而天癸至,任脉通,太冲脉盛,月事以时下,故有子。三七,肾气平均,故真牙生而长极。四七,筋骨坚,发长极,身体盛壮。五七,阳明脉衰,面始焦,发始堕。六七,三阳脉衰于上,面皆焦,发始白。七七,任脉虚,太冲脉衰少,天癸竭,地道不通,故形坏而无子。"这是妇女的生物节律,妇女的月经与肾气的盛衰密切相关。肾为先天之本也。又言:"肾者主水,受六腑之精而藏之。故五藏盛乃能泻。"这就是说妇女的月经不仅与肾有关,与肝、心、脾、肺的功能也有密切的关联。

《素问·六节脏象论》说:"肝者,罢极之本,其华在爪,其充在筋,以生血气。"妇女的痛经与肝的疏泄功能有关。肝气郁结,乳房胀痛,是痛经的主要原因之一。

《素问·痿论》说:"心主身之血脉。"《素问·五脏生成》说:"诸血者皆属于心。"月经来潮与血液循环密不可分,宫血瘀阻也是痛经的原因之一。

《素问·五脏生成》说:"胃者,水谷之海,六府之大源也。五味入口,藏于胃,以养五脏气。"脾胃为营养摄入的源泉,营养足则血气旺,月经按时来潮。营养不良则月经衰少,绵绵作痛,是痛经的原因之一。

《素问·经脉别论》说:"诸气者,皆属于肺。"气为血帅,气行血亦行。气滞则血瘀,小腹胀痛,鼻衄。气滞是痛经的原因之一。

医生当仔细揣摩,辨证施治。

病案实例

案一:2017 年 6 月 17 日,周某某,女,27 岁,上海人。自述经来腹痛,有血块,月经来潮时小腹胀痛,头痛,腰痛。经西医治疗,效果不显。因将去美国留学,故来求中医药治疗。

望诊:面色正常,毛发粗浓,善谈。

问诊:月潮准时,经量少,腹痛连腰,头痛甚则鼻衄。背上易生毛囊炎。畏寒。

切诊:肢冷,舌苔薄,脉弦细。

诊断:气滞血瘀,宫血难下。

治则:补气养血,散瘀止痛。

处方:生黄芪 12 克,党参 10 克,白术 10 克,茯苓 10 克,当归 10 克,赤芍 10 克,桃仁 10 克,红花 3 克,失笑散(包煎)15 克,杜仲 10 克,淫羊藿 15 克,炙甘草 6 克。7 剂。

方解:生黄芪、党参、白术、茯苓健脾补气,当归、赤芍、桃仁、红花、失笑散散瘀止痛,杜仲、淫羊藿补肾健腰,甘草和中。

医嘱:先服中药 2 个月,月经来潮前一周开始服用,经尽停服。

两个月后改服中药丸剂。

丸剂处方：生黄芪 240 克，党参 200 克，白术 200 克，茯苓 200 克，当归 200 克，赤芍 200 克，桃仁 200 克，红花 60 克，失笑散（包煎）300 克，杜仲 200 克，淫羊藿 300 克，炙甘草 120 克。

方解：同上，丸者缓也，病来如剪，病去如线，丸剂之妙在于抽丝剥茧久久为功。

以上药材请药店调配后加工成丸剂，每服 1 匙，每日 2 次。

医嘱：经前慎食生冷之物，卵巢与胃相距不远，生冷之物会降低胃部周边的温度，卵巢的温度下降会导致卵泡发育失常。肚脐与腹相通，注意保暖，肚脐暴露是妇科诸病的祸端。

2018 年元旦，周母告诉我：女儿服中药丸剂后腹痛减少，接着腰也不痛，如今头痛也没有了。

案二：周某某，女，15 岁。自述痛经，2017 年 7 月 19 日于苏州某医院彩超检查，子宫内膜增厚，双侧附件未见异常，盆腔未见积液。

该院医生处方：钩藤 15 克，木香 10 克，川断 10 克，茯苓 10 克，五灵脂 10 克，肉桂 5 克，益母草 10 克，赤芍 10 克，丹皮 10 克，延胡索 10 克，杜仲 10 克。

附方：散结镇痛胶囊 0.4 g/粒，60 粒，养血调经合剂 180 毫升。

服药后痛经依然,遂上门求治。

现代医学以病为纲,见病治病,痛经自然是散瘀止痛,养血调经。为什么疗效平平呢? 这是因为医生忽略了病人的年龄,15 岁,青春年少,形体未充。女孩 15 岁,精气初萌,形体未充。当以扶正为主,治疗不能与成年妇女相同。

望诊:面唇色淡,人虽长大,身体尚嫩。

自诉:服医生的中药后痛经不减,因即将进入高中学习,想住校求学,特来求治。

问诊:经来腹痛难忍,色暗有血块,量少。

切诊:舌唇色淡红,苔腻,脉弦细。

诊断:气血不足,无力行经。

治则:补气养血,调经止痛。

处方:党参 12 克,苍、白术各 12 克,茯苓 12 克,炙甘草 6 克,当归 12 克,赤、白芍各 12 克,桃仁 10 克,红花 3 克,泽兰叶 15 克,失笑散(包煎)15 克,杜仲 10 克,丹皮 10 克,炮姜 3 克。7 剂。

方解:党参、苍白术、茯苓健脾补气,当归、白芍养血调经,赤芍、桃仁、红花、泽兰、丹皮活血化瘀,失笑散散瘀止痛,杜仲补肾健腰,炮姜温经散寒,甘草调和药性。

嘱:若要断根,可服丸剂。配中药 10 剂,请药店调配后加工成丸剂,如绿豆大。每服 1 匙,每日 2 次。

医嘱:月经来之前的十天内不食生冷之物。

女孩的妈妈听我说此病的根源为血气不足,便让女儿连服一个半月的中药,经来时痛苦若失,遂去学校上学。没配丸剂。

2018 年 6 月 30 日来电言:中药有效,想继续巩固。

遂上门诊治。女孩身体比一年前有所好转,学习任务繁重,营养仍然不够,手背和脸部有黑色的小痂,不肿。为小的出血点。血热也,兼顾之。

处方:党参 12 克,苍、白术各 12 克,茯苓 12 克,炙甘草 6 克,当归 12 克,赤、白芍各 12 克,桃仁 10 克,红花 3 克,泽兰叶 15 克,失笑散(包煎)15 克,杜仲 10 克,丹皮 10 克,炮姜 3 克,制首乌 15 克,炙黄芪 15 克。

方解:效不更方,加制首乌、炙黄芪者补血气也。血气者人之阴阳也。

第九章
前列腺增生新探索

　　前列腺增生是中老年男性常见的一种退行性疾病。据报道,在 50 岁到 60 岁的男性中该病的患病率约为 20%,60 岁到 70 岁男性的患病率可达 40%,70 岁以上则高达 60%。其主要症状是排尿时有窘迫感,排尿不畅,甚者会影响大便的排泄。

　　前列腺是男性生殖系的腺体之一,是一种外分泌腺,能分泌出一种呈弱碱性的液体,约占精液的三分之一,是精液的主要组成部分;前列腺同时也是一种内分泌腺,主要分泌前列腺素,前列腺素与特异的受体结合后,可介导细胞增殖、分化、凋亡等一系列细胞活动,并有调节生殖功能、抗血小板聚集等重要作用;此外,前列腺素也参与炎症、癌症、多种心血管疾病的病理过程。

　　正常人的前列腺位于膀胱下部和直肠前方,下抵生殖膈。前列腺分为五叶,中叶和前叶之间正好有尿道穿过,左右两叶也紧贴着尿道,形似栗子,底朝上,尖端向下,底部横径约 4 cm,纵径约 3 cm,前后径约 2 cm,重约 20 克。

前列腺由肌肉纤维和腺体组成。肌肉组织约占 30%,为前列腺的支架组织。腺体约占 70%,外周有淋巴管和少量毛细血管。前列腺是一个特殊的器官,血液循环不能进入腺体,这就造成给药的困难。

正是因为前列腺位于膀胱的下部,扼守尿道,前列腺腺体出现肿大则压迫尿道,尿道变窄,导致排尿困难。

造成前列腺肿大及其主要症状(排尿困难)的原因有 2 个:①前列腺生成的腺液是有限的,性生活频繁会损害前列腺的组织,造成前列腺炎性肿大,压迫尿道,以致排尿不畅;②老人性激素代谢紊乱则会引起前列腺肥大而增生,前列腺炎性肿大会压迫尿道,造成排尿不畅。

西医学认为前列腺增生属退行性病变,是不可逆转的,只能缓解,但无法治愈。治疗前列腺增生的药物有保列治、前列康等,效果因人而异,差距较大。

一、中医学论前列腺增生

《素问·灵兰秘典论》说:"膀胱者,州都之官,津液藏焉,气化则能出矣。"又说:"三焦者,决渎之官,水道出焉。"《素问·宣明五气论》说:"膀胱不利为癃,不约为遗溺。"《素问·标本病传论》说:"膀胱病,小便闭。"说明排尿困难的病位主要在膀胱。病机是膀胱气化不利,而膀胱的气化功能又与心、肝、肺、脾、肾和三焦密切关联。

古人将排尿不利的病变归入膀胱的范围,其中:小便不利,点滴而下,病势缓和者名癃;小便闭塞,点滴不通,病势急迫者为闭。癃和闭均为排尿困难,程度上有不同,临床合称为癃闭。

《灵枢·本输》说:"三焦……实则癃闭,虚则遗溺,遗溺则补之,癃闭则泻之。"

汉代张仲景的著作中还没有癃闭的病名,其对小便不利和淋病的论治,为癃闭的治疗提供了借鉴。

至隋唐,《诸病源候论·小便诸候》中提出,小便不通和小便难的病因都是由于肾和膀胱有热。"热气大盛"令"小便不通","热势极微"则"小便难也"。说明由于热的程度不同,出现小便不通和排尿困难的区别。这里的热可理解为炎症。

唐代孙思邈在《备急千金要方·闭塞》中说:"人有因时疾,瘥后得闭塞不通,遂致夭命,大不可轻之。"在《备急千金要方·膀胱腑》曰:"胞囊者,肾、膀胱候也,贮津液并尿。若脏中热病者,胞涩。小便不通……为胞僻,津液不通。以葱叶除尖头,内阴茎孔中,深3寸,微用口吹之,胞胀,津液大通,便愈。"这是中医学史上最早的导尿术记载。

中医对该病的辨证论治方法如下。

1. 膀胱湿热型

主症:小便点滴不通,或量极少而短赤灼热,小腹胀满。

兼症：口苦舌黏，口渴不欲饮水，大便不畅。舌苔黄腻，舌质红，脉数。

病机：膀胱湿热，气化失职。

治则：清热利湿，利尿通淋。

处方举例：木通 6 克，车前子（包煎）10 克，萹蓄 10 克，瞿麦 10 克，苍术 10 克，黄柏 6 克，生山栀 10 克，六一散（包煎）15 克，生大黄（后下）6 克。

方解：木通、车前子、萹蓄、瞿麦清利湿热、通淋利尿，是为主药；苍术、黄柏燥湿而清热，山栀泻三焦之火，六一散清热化湿，生大黄逐瘀排毒，辅助主药发挥作用。

临证加减：尿道结石者加金钱草 30 克，琥珀末 3 克，沉香末 1.2 克（二者混合，分二次，以米汤调服）。久病必虚，症见口干舌燥、手足心热、舌红少苔者，加生地 15 克、西洋参 5 克、丹皮 10 克。

若尿量极少或无尿、恶心呕吐、呼气有尿味者为危重症，非中药能治也。

2.肺热雍盛型

主症：小便不畅或点滴不通，或尿少短赤，呼吸短促。

兼症：咳嗽，口干舌燥。舌苔薄黄，脉数。

病机：肺热雍盛，水津失布。

治则：清肺泄热，通调水道。

处方举例：桑白皮 15 克，黄芩 10 克，焦山栀 10 克，天冬 12 克，清金散（包煎）20 克，鸭跖草 15 克，桔梗 6 克，甘草 10 克。

方解：桑白皮泻肺利尿，配合黄芩、山栀、天冬清泄肺热，清金散由生石膏与青黛组成，为清肺之良方，鸭跖草利尿解毒，桔梗化痰散结，甘草调和诸药。

临证加减：心火旺者加莲子心 1.5 克、黄连 3 克，舌红少津者加沙参 12 克、百合 12 克、玉竹 12 克，大便不通者加生大黄 6 克、芒硝 6 克，头痛、鼻塞者加薄荷 4.5 克、川芎 10 克、白芷 6 克。

3. 肝郁气滞型

主症：情绪抑郁，烦躁不安，小便不通或通而不爽。

兼症：胁胀腹满，舌苔薄白或薄黄，舌红，脉弦。

病机：肝气郁结，下焦气化失职。

治则：疏通气机，舒肝利尿。

处方举例：青、陈皮各 6 克，香附 10 克，乌药 6 克，沉香(分 2 次冲服)2 克，石韦 15 克，瞿麦 12 克，王不留行 10 克，赤、白芍各 10 克，六一散(包煎)15 克。

方解：青陈皮、香附、乌药、沉香疏肝行气是为主药，石韦、瞿麦、王不留行利尿通淋是为辅助，赤白芍敛阴化瘀、六一散利尿通窍均为佐使。

临证加减：胸胁痛甚者加郁金 10 克、九香虫 6 克；烦躁易怒为三焦火盛，加丹皮 10 克、龙胆草 3 克、山栀 10 克；嗳气恶心者为肝木犯胃，加制半夏 10 克、紫苏梗 10 克、北秫米(包煎)15 克。

4. 尿路阻塞型

主症：小便点滴而下，或细如棉线，甚则阻塞不通。

兼症：小腹胀满疼痛。舌有紫斑，或瘀点，脉涩。

病机：尿道瘀阻，小便难行。

治则：行瘀散结，通利水道。

处方举例：当归 10 克，红花 3 克，桃仁 10 克，穿山甲 10 克，生大黄（后下）6 克，牛膝 15 克，冬葵子 10 克，金钱草 15 克，石韦 12 克，泽兰 15 克。

方解：当归、红花、桃仁、穿山甲、生大黄、牛膝活血散瘀，冬葵子、金钱草、石韦、泽兰利尿通淋。

临证加减：气虚者加黄芪 15 克、白术 10 克；血虚者加白芍 15 克、丹参 10 克、西洋参 6 克；小便点滴不通者宜用导尿管救急。

5. 中气下陷型

主症：小腹坠胀，时欲小便而不能出，或量少不畅。

兼症：神疲乏力，语声低微，纳少难消。舌淡，苔薄，脉细弱。

病机：清气不升，浊阴不降。

治则：补气升阳，化气利水。

处方举例：黄芪 15 克，白术 10 克，党参 15 克，茯苓 10 克，升麻 3 克，柴胡 6 克，当归 10 克，陈皮 6 克，甘草 6 克，桂枝 10 克，猪苓 10 克，泽泻 10 克。

方解：黄芪、白术、茯苓、党参、升麻、柴胡、当归、陈皮、甘草是名方补中益气汤也,为本方主药;桂枝、泽泻、猪苓温阳利水。

临证加减:纳少难消者加砂仁 3 克、六曲 10 克、麦芽 12 克、焦山楂 10 克,便意不尽加枳壳 15 克、紫苏梗 10 克、诃子肉 10 克。

6. 肾阳衰弱型

主症:小便不通,点滴不爽,排出无力。

兼症:腰膝酸软,形寒肢冷,面白神疲。舌淡,苔白,脉细沉。

病机:命门火衰,气化无能。

治则:温阳益气,补肾利尿。

处方举例:熟地 12 克,山药 10 克,山茱萸 10 克,茯苓 10 克,泽泻 10 克,桂枝 10 克,附片 10 克,巴戟天 10 克,淫羊藿 15 克,仙茅 10 克,牛膝 15 克。

方解:熟地、山药、山茱萸、茯苓、泽泻、桂枝、附片,为名方金匮肾气丸去凉血泻肝之丹皮也,为温肾之祖方,加巴戟天、淫羊藿、仙茅补肾阳之气也,牛膝者引血气下行也,阴霾开则尿自利。

临证加减:年老体弱者可加红参 6 克、鹿角片 10 克。若无尿呕恶者,为危重症,宜请西医会诊,中西医结合抢救。

二、前列腺增生新探索

古人不知前列腺肥大压迫尿道是小便癃闭的主因,事实上古代中医学中也没有"前列腺"这一器官；从临床实践来看，一味应用清利湿热、利尿通淋治法治疗癃闭的效果也是有限的，临证需要另辟新路。

1. 先要确定前列腺的阴阳属性

《素问·上古天真论》说："丈夫八岁，肾气实，发长齿更；二八，肾气盛，天癸至，精气溢泻，阴阳和，故能有子；三八，肾气平均，筋骨劲强，故真牙生而长极；四八，筋骨隆盛，肌肉满壮；五八，肾气衰，发堕齿槁；六八，阳气衰竭于上，面焦发鬓颁白；七八，肝气衰，筋不能动；八八，天癸竭，精少，肾藏衰，形体皆极，则齿发去。肾者主水，受五藏六府之精而藏之，故五藏盛乃能泻。今五藏皆衰，筋骨解堕，天癸尽矣，故发鬓白，身体重，行步不正，而无子耳。"

前列腺退行性病变与肾气的衰微有关，衰老是不可抗拒的，但能不能延缓呢？

男性的生殖系统属于中医学"肾"的范畴，气为阳，精为阴。前贤形容肝脏体阴用阳，这是说肝的属性归于阴，肝的功能归于阳。这话也可用来描述前列腺的属性。

2. 根据阴阳理论减缓前列腺退化

我想有两点值得研究：第一，解剖学表明，前列腺的表层只有不多的毛细血管，所以前列腺的血供微弱，这就是说，常规的给药不能抵达腺体。第二，前列腺的营养来自于淋巴系，淋巴液与血液相对应，血为阴，前列腺液为阴中之阳。淋巴液的营养或者可以用真气来比拟。《灵枢·

刺节真邪》说:"真气者,所受于天,与谷气并而充身者也。"真气来源于先天之精及后天的呼吸之气与饮食之气,是这三者的混合体。中医学认为,饮食之气可以分为营气和卫气二种。清澈的为营气,行于脉管,是血液的营养成分之一;混浊的为卫气,行于血管之外的经脉之中。《灵枢·本脏》说:"卫气者,所以温分肉,充皮肤,肥腠理,司开阖者也。"卫气为身体必不可少的能量。

3. 卫气是通过经脉在人体中运行的

经络是沟通表里上下,联系脏腑器官的独特系统。《灵枢·经脉》说:"经脉者,所以决生死,处百病,调虚实。不可不通。"

经脉是卫气运行的通道,卫气行则呈气态,卫气稽留则成水。这或者可以解开前列腺增生肥大的成因。

这样前列腺增生类疾病的治则也就产生了:益气温阳,通络利水。

病案实例

案一:刘某,男,54岁。

自述半年前,因小便窘迫去某医院就诊,被诊为前列腺增生肥大,经服用1个疗程的保列治治疗,效果不显。遂去中医医院就诊,医生说这是退行性病变,属于肾阳衰微,遂予大队补阳药治疗。药用熟地、山药、山萸肉、仙茅、巴戟天、肉桂、附片等,药后病情加重,小便点滴不下,立刻停药。转而前来笔者处求治。

望诊：面色憔悴，疲惫。

切诊：脉弦芤。

诊断：肾气衰微，尿道受阻。

治则：益气温阳，通络利水。

处方：制首乌 15 克，潼蒺藜 15 克，补骨脂 15 克，淫羊藿 15 克，巴戟天 12 克，杜仲 15 克，生黄芪 30 克，白术 12 克，枳壳 12 克，南沙参 20 克，茯苓 12 克，王不留行 12 克，泽兰 15 克，丹皮 10 克，滑石 15 克，甘草 6 克，桂枝 6 克。

方解：制首乌、潼蒺藜、补骨脂、淫羊藿、巴戟天、杜仲补肾壮阳，生黄芪、白术、茯苓、枳壳益气升阳，王不留行、泽兰、滑石、丹皮通窍利水，桂枝温阳化气，甘草调和药性。

问知平时应酬太多。俗话说病从口入，嘱其学会节制。

《素问·阴阳应象大论》云："年四十，而阴气自半也，起居衰也；年五十，体重，耳目不聪矣。"衰老是一种自然规律，饮酒无度，醉后入房，会加快前列腺衰老的速度，所以酒一定要少喝。

药后当天便感小便畅快，来电相告。

余答：中药缓急不除本，自我节制方能长久。

案二：吕某，男，64 岁。

自诉尿窘迫多年，三四年前曾找中医院的某副主任医生咨询，回答说：此为退行性病变，每个人都会这样的，目前无药可治。如今窘迫感日甚,前来笔者处求治。

望诊:消瘦,面色白,精神好。

切诊:脉细。

问诊:夜尿多,点滴不尽,有副睾炎,手足冷,胃纳不消。

诊断:肾气衰微,尿道受阻。

治则:益气温阳,通络利水。

处方:生、炙黄芪各 20 克,白术 12 克,丁香 3 克,枳壳 12 克,鸡内金 6 克,焦三仙各 10 克,制首乌 15 克,王不留行 10 克,泽兰 15 克,滑石 15 克,丹皮 10 克,牛膝 30 克,当归 10 克,炙甘草 6 克。

方解:黄芪、白术补气升阳,生、炙黄芪同用,生者色白入肺,炙者色黄者入脾,功能不同也。丁香温肾纳气,枳壳、鸡内金、焦三仙消食行气也,制首乌补肾而不腻,王不留行、泽兰、滑石通窍利水,牛膝引药下行兼通淋涩,炙甘草调和药性。

次日来电:药后当日见效。

嘱:中药先服一个月,以后每周服 2 天,以求长效。

古人不知前列腺增生是尿窘迫的原因,这很正常。现在我们知道了,那就应该寻找出解决的方法,那才是在发展中继承,在继承中发展的真谛。

第十章
变态反应性疾病诊治新探索

变态反应性疾病俗称过敏反应,为自然界的过敏源进入人体以后所产生的剧烈的过敏反应。变态反应的实质是抗体对环境中的抗原产生剧烈的过敏反应。过敏反应性疾病的发生率约 10%,这与人的遗传基因有关。患者在儿童时代有乳癣,在少年或成人时期有红斑、皮疹、荨麻疹、湿疹、枯草热、哮喘、偏头痛等,上述疾病的出现可能与季节有关。自然界的花粉、尘埃、螨虫、羽毛、皮屑、气味等都是过敏源。产生的疾病有:过敏性泄泻、湿疹、荨麻疹、过敏性哮喘。全身性反应的会出现:过敏性休克,呼吸困难,面色苍白,紫绀,血压下降,心动过速,恶心呕吐,偏头痛等。治疗:局部过敏反应可用抗组胺药物及肾上腺皮质类固醇治疗,广泛性变态反应的,除了增容疗法,还需加强临床的应对措施。

一、中医学论变态反应性疾病

中医学对变态反应性疾病的论述甚少。《素问·骨空论》曰:"风者,百病之始。"《素问·太阴阳明论》说:"风者,善行而数变。故风者,百病之长也。至其变化,乃为他病。无常方,然致有风气也。"又说:"故贼风虚邪者,阳受之。""伤于风者,上先受之。"随着风所挟带的寒、热、燥、湿、暑、火,出现泄泻、湿疹、荨麻疹、哮喘等。

（一）皮肤湿疹的分型与诊治

1. 风热挟湿型

主症:发病迅速,皮疹呈多种类型,灼热瘙痒,皮肤潮红,丘疹,水疱脓疱,糜烂,结痂,最后皮疹干燥,落屑而愈,易于复发。

病机:风邪入侵,肌肤湿热。

治则:祛风止痒,清热化湿。

处方举例:荆芥 6 克,防风 6 克,地肤子 10 克,白鲜皮 10 克,蝉蜕 3 克,黄连 1.5 克,黄柏 6 克,六一散(包煎) 15 克,苍术 10 克,车前子(包煎)10 克。

方解:荆芥、防风、地肤子、白鲜皮、蝉蜕祛风止痒,黄连、黄柏清热燥湿,苍术健脾燥湿,六一散由滑石、甘草组成化湿解毒,车前子利尿祛湿。

加减:热重者加石膏 15 克,知母 10 克;瘙痒者加苍耳子 10 克,蝉蜕 3 克;湿重者加苦参 10 克。

2. 风燥湿滞型

主症:阵发瘙痒,皮疹肥厚,粗糙,色素沉着,表面附有鳞屑,时轻时重,病程较长。

病机:血虚化燥,湿邪留恋。

治则:祛风止痒,养血润燥。

处方举例:生地 10 克,当归 10 克,白芍 10 克,川芎 6 克,荆芥 10 克,防风 10 克,苍耳子 10 克,蝉蜕 4.5 克,蛇蜕 3 克,鳖甲(先煎)15 克,甘草 6 克。

方解:血虚则生风,生地、当归、白芍、川芎养血以润燥,荆芥、防风、苍耳子祛风化湿,蝉蜕、蛇蜕祛风止痒,鳖甲滋阴潜阳、软坚散结,甘草调和药性。

加减:风重者加地龙 10 克;血热者加丹皮 10 克,赤芍 10 克;湿重者加滑石 15 克,车前子(包煎)10 克。

(二)荨麻疹的分型与诊治

1. 风热在表型

主症:疹块红赤,或灼热,瘙痒难忍。兼症:烦躁不安,遇热加重。

病机:风热犯表,瘙痒不安。

治则:祛风解表,清热泻火。

处方举例:荆芥 6 克,防风 6 克,蝉蜕 6 克,牛蒡子 10 克,薄荷 4.5 克,野菊花 10 克,生石膏 30 克,知母 10 克,丹皮 10 克,赤芍 10 克,甘草 6 克。

方解:荆芥、防风、蝉蜕祛风解表,牛蒡子、薄荷、野菊花疏散风热,生石膏、知母清泻肌肉之热,丹皮、赤芍凉血散瘀,甘草调和药性。

加减:瘙痒者加蛇蜕 3 克;卫阳虚弱者加黄芪 12 克,桂枝 6 克,白芍 10 克。

2. 风寒在表型

主症:疹块苍白色淡,恶风寒,遇冷加重。兼症:面色少华,疲劳或稍感风寒即发,遇冷则生,得暖则缓。

病机:风寒犯表,阻遏阳气。

治则:通阳散寒,祛风消块。

处方举例:麻黄 6 克,桂枝 6 克,细辛 3 克,荆芥 6 克,防风 6 克,紫苏 10 克,白芍 10 克,生黄芪 10 克,甘草 6 克。

方解:麻黄、桂枝、细辛温经通阳,荆芥、防风、紫苏祛风解表,白芍养阴,生黄芪益气固表,甘草调和药性。

加减:寒重者加吴萸 2 克,干姜 3 克;脾虚者加白术 10 克,党参 10 克。

3. 气虚卫弱型

主症:疹块色白,疲劳或受寒易发。兼症:体质柔弱,或有慢性疾病。

病机:卫阳不固,寒邪犯表。

治则:益气固表,祛风消块。

处方举例：生黄芪 10 克,白术 10 克,防风 6 克,党参 10 克,炙甘草 6 克,茯苓 10 克,枳壳 10 克,桂枝 6 克。

方解：黄芪、白术、防风是名方玉屏风散之组成药物,有益气固表之功,加党参、炙甘草者补中,茯苓健脾化湿,枳壳行气,桂枝解肌。

加减：解肌加生葛根 15 克,祛风加荆芥 10 克。

4. 血虚生风型

多见于妇女,疹色淡红,月经异常,常在月经期或妊娠期发作。

病机：阴虚阳亢,血虚生风。

治则：养血祛风,滋阴降火。

处方举例：当归 10 克,熟地 15 克,川芎 6 克,白芍 10 克,制首乌 15 克,山茱萸 10 克,肉苁蓉 10 克,荆芥 6 克,防风 6 克,生黄芪 12 克,白术 10 克,炙甘草 6 克。

方解：当归、熟地、川芎、白芍是名方四物汤之组成药物,养血调经也,制首乌养血润燥,山茱萸、肉苁蓉养阴以润燥,荆芥、防风祛风解表,生黄芪益气,炙甘草补中。

加减：气虚者加人参 6 克;阴虚者加西洋参 6 克,麦冬 10 克;血虚者加阿胶(烊化)10 克。

二、变态反应性疾病新探索

《灵枢·岁露论》说："人与天地相参也,与日月相应也。"《素问·生气通天论》称汗孔为气门。气门是人与天气交通的管道。自然界的花粉、尘埃、螨虫、羽毛、皮屑、气味等进入人体以后会从汗孔中排泄出去,过敏物质留在皮肤肌肉之中就会产生过敏反应。这就是说变态反应性疾病的治疗离不开《内经》的"气道"理论。在《梅尼埃病诊治新探索》一章中,我们已经讨论了气,知道了气是由呼吸之气与饮食之气混合而成,气是一种不可或缺的能量。气道就是气通行的道路。

《灵枢·营卫生会》载:"黄帝曰:老人之不夜瞑者,何气使然?少壮之人不昼眠者,何气使然?岐伯答曰:壮者之气血盛,其肌肉滑,气道通,营卫之行,不失其常,故昼精而夜瞑。老者之气血衰,其肌肉枯,气道涩,五藏之气相搏,其营气衰少,而卫气内伐,故昼不精夜不瞑。"黄帝问:老人夜里不能入睡,是什么原因?壮年人白天精神好不觉得困倦,是什么原因?岐伯回答说:壮年人的气血旺盛,他们的肌肉润滑,气的道路就通畅,营气和卫气的运行就正常,所以白天有精神而夜里睡觉。老人的气血衰弱,他们的气血干枯,气的道路就不通畅,营气在五脏(肝,心,脾,肺,肾)中聚成团,气血衰少,卫气留于阴,所以白天没有精神,夜里不想睡觉。

岐伯说:气血旺盛时肌肉就润滑,气道就通畅,气血衰弱时肌肉干枯,气道就不畅。这说明气道的位置是在两块肌肉之间,气道会随着气血的盛衰而产生畅与涩的变化,这就是气道的抽象性和模糊性。

从解剖学来说,气道不是独立的器官。气道在分肉之间。《素问·痹论》说:"卫者,水谷之悍气也,其气慓疾滑利,不能入于脉,故循皮肤之中,分肉之间,熏蒸于肓膜,散于胸腹,逆其气则病,从其气则愈,不与风寒湿气合,故不为痹。"卫气乃饮食生成的强悍之气,其行迅疾流利,不进入血脉,因此循着皮肤之中,分肉之间,熏蒸于心与膈膜之间,布散于胸腹。卫气逆乱则病,卫气调顺则病愈,营卫之气运行正常,不与风寒湿邪相合,就不会患痹病。

这里的气道有二种:①卫气循皮肤之中,经过气门与天气相通;②卫气循分肉之间,熏蒸于心与膈膜之间,布散于胸腹。所谓分肉,就是两块可以分开的肌肉。分肉是经络的一部分,又名溪谷,如后溪、合谷等。

《素问·生气通天论》说:"故阳气者,一日而主外,平旦人气生,日中而阳气隆,日西而阳气已虚,气门乃闭。是故暮而收拒,无忧筋骨,无见雾露,反此三时,形乃困薄。"气门就是汗孔,是人与天气交通的门户。汗孔的开合属于卫气的功能。

《灵枢·五癃津液别》说:"阴阳气道不通,四海闭塞,三焦不泻,津液不化,水谷并行于肠胃中,别于回肠,留于下焦,不得渗膀胱,则下焦胀。水溢则为水胀。此津液五别之逆顺也。"以内外分阴阳,内为阴,外为阳。卫气在体内的十二经脉中运行的,为阴性气道;卫气在皮肤中运行以气门(汗孔)与天气相通的,为阳性气道。

自然界的花粉、尘埃、螨虫、羽毛、皮屑、气味等都是过敏源。这些物质广泛地存在于空气之中，随着空气进入人体。气为阳，物为阴，过敏源的阴阳属性为阳中之阴。

《素问·太阳阳明论》说："伤于风者，上先受之。"过敏源飘浮于空气中，从呼吸道进入人体。阴性寒，寒主收引。过敏源滞留于皮肤，肌肉之中，寒凝则脉阻，脉滞则肿。人的皮肤和肌肉为动脉和静脉毛细血管交汇的地方，古称孙脉。阳性孙脉受损则水肿，阴性孙脉受损则血溢。《素问·阴阳应象大论》云："清气在下，则生飧泄。"过敏源进入肠道，肠道水肿则蠕动亢进而泄泻。肠道者，阴性气道也。这就是变态反应性疾病的特点。

现代医学对变态反应性疾病采取的镇静、脱敏等治疗手段，仅仅在于减轻变态反应的程度，不涉及疾病的本质；这就会导致疾病的反复。

中医药治疗变态反应的方法离不开治风，离不开治理气道。变态反应的治则为：祛风，通阳，利尿，通便。

孙思邈的《备急千金要方·风懿》中有石楠汤。主治六十四种风注入皮肤中，如虫行，腰脊强直，五缓六急，手足拘挛，隐疹搔之作疮，风尸身痒，卒风面目肿起，手不出头，口噤不能言。这些症状与变态反应性疾病的症状极其相似。处方组成：石楠、干姜、黄芩、细辛、人参各一两，桂心、麻黄、当归、川芎各一两半，生地黄十八株，甘草二两，吴茱萸三十株。上十二味，切碎。中药煎法：以水六升，米酒三升,煮取三升,分三服,大汗勿怪。

在临床应用时,所见症状不必悉备,见一二条便可应用。古今计量不同,水与米酒同煎也不为大众所接受。可调整处方如下:石楠叶 15 克,干姜 6 克,黄芩 6 克,细辛 3 克,党参 10 克,桂枝 10 克,麻黄 10 克,当归 10 克,川芎 6 克,生地 15 克,甘草 10 克,吴茱萸 1.5 克。

中药煎法:上药用水浸泡 2 小时,每次煮 20 分钟,煎者 2 次,合并药汁,每次服 200 毫升,每日 3 次。

方解:石楠叶祛风止痒,配细辛、麻黄、桂枝解表通阳,是为主药,辅以党参、当归、生地、川芎益气补血,血气旺则气道滑利,黄芩清肺热,吴茱萸疏肝降逆,甘草和中均为佐使。

临床加减法:疹子白色为气虚者,加生黄芪、防风、白术;疹子红色者为血热者,加丹皮、赤芍、紫草;皮肤水肿为湿盛者,加六一散、苍术。

服药期间忌食辛辣、虾及各种发物。轻度患者服药不超过三剂,严重者需半月上下。

病案实例

案一:夏某,女,68 岁,因皮肤瘙痒去医院治疗。医生诊断为免疫变态性反应,俗称风疹块。予以抗炎、脱敏治疗,效果平平,遂上门求治。

诊断:风邪犯表,气道不通。

治则:祛风表解,补气养血。

处方：以石楠汤加减治疗。石楠叶 15 克，干姜 6 克，黄芩 6 克，细辛 3 克，党参 10 克，桂枝 10 克，麻黄 10 克，当归 10 克，川芎 6 克，生地 15 克，甘草 10 克，吴茱萸 1.5 克，红枣 10 枚，生姜 3 片。

上药用水浸 2 小时，每次煮 20 分钟，煎者 2 次，合并药汁，每次服 200 毫升，每日 2 次。

患者来电言：仅服 2 剂，已愈。

案二：钟某，女，3 周岁，咳嗽无痰，咳嗽剧烈时呼吸喘促。父亲代述：咳嗽时断时续已逾半年，先去某医院就诊，医院的生化检查：血象正常，无细菌、病毒感染。医生诊断为气管炎、咳嗽，予以抗生素、激素治疗。药后效果显著，不久因受凉复发，如此反复，治疗近两月。因疑似哮喘，遂找某退休中医治疗，医生以清热、解痉法治疗。药用野菊花、蒲公英、全蝎、蜈蚣等，剂量接近成人。小儿服中药近一月，咳嗽不绝，纳减，体重下降，见中药就害怕。

望诊：面色苍白，神疲，舌苔薄白。

切诊：肢冷，脉浮紧。

诊断：气道不畅，肺失宣发。

治则：解表通阳，温肺止咳。

处方：麻黄 3 克，桂枝 3 克，细辛 1.5 克，干姜 1.5 克，制半夏 10 克，五味子 1.5 克，白芍 10 克，甘草 3 克，红枣 5 枚，生姜 3 片。

方解：此为张仲景的小青龙汤。麻黄、桂枝、细辛、干姜温经通阳；半夏化痰降浊；五味子敛肺止咳；白芍敛阴；甘草和中；姜枣调和营卫。

上药浸 2 小时，煎 1 分钟，二煎合并，每服 3 匙。每日 3 次。

药后一天，咳嗽明显减少，三剂服毕，病已初愈，再服三剂以资巩固。

案三：孟某某，女，29 岁，老师。产后哮喘，需服氨茶碱方能入睡。

望诊：体态肥胖，面白色淡，动则喘促。

切诊：舌胖苔白，脉浮紧。

诊断：气道阻塞，肺失宣发。

治则：解表通阳，宣肺平喘。

处方：麻黄 10 克，桂枝 6 克，细辛 3 克，干姜 3 克，蝉蜕 3 克，杏仁 10 克，制半夏 10 克，五味子 3 克，黄芪 15 克，白术 10 克，白芍 10 克，红枣 10 枚，生姜 5 片。7 剂。

方解：麻黄、桂枝、细辛、干姜宣肺通阳而平喘，是为主药；蝉蜕疏散风邪、脱敏，杏仁化痰平喘、半夏降逆化痰，五味子敛气，白芍敛阴，黄芪、白术健脾补气，均辅主药之力。

药后当夜不服氨茶碱便能入睡，7 剂服毕生活如常。

嘱：肥人多阳虚，脂肪厚了，卫气难达皮肤，故卫阳不足；肥人多痰湿，营养过度则胃肠负担过重，脂肪不能消化，则血脂升高；故肥人要增加运动，控制体重。

案四：王某，女，18 岁，突发皮肤瘙痒，去某医院就诊，医生诊断为划痕性荨麻疹，用西药治疗，效果不显。去中医医院皮肤科就诊，医生用消风散治疗。药用荆芥、防风、牛蒡子、石膏、生地、当归等。效果不显。将近高考，孩子因病烦躁，不能安心复习，家长心中焦急，登门求治。

此为气道不通，过敏物不能从汗孔中排出，轻轻一划，划痕立见。此为毛细血管充血，高度敏感。

诊断：气道不通，邪不能出。

治则：补气固表，凉血止痒。

处方：生黄芪 12 克，白术 10 克，防风 10 克，蝉蜕 3 克，蛇蜕 3 克，丹皮 10 克，赤芍 10 克，当归 10 克，生地 10 克，玄参 10 克，生甘草 6 克，麻黄 6 克，桂枝 6 克，白芍 10 克，红枣 10 枚，生姜 5 片。7 剂。

每次服 200 毫升，每日 2 次。

方解：黄芪、白术、防风此玉屏风散也，三药合用有固表护阳之功；蝉蜕、蛇蜕脱敏止痒也；划痕者，血热也，以丹皮、赤芍凉血散瘀；当归、生地、玄参、白芍滋阴以降火；麻黄、桂枝祛风通阳，让过敏物排出体外；甘草调和药性。

连服 14 剂，皮肤不再过敏。

第十一章
银屑病新探索

银屑病俗称牛皮癣,是一种慢性的皮肤炎症,皮疹为大小不一的红斑,上有较厚的银白色鳞屑,刮去鳞屑可见点状出血现象。有时作痒。好发于肘、膝关节伸侧,且多为对称性,头部亦常发生。病程迁延,易反复发作。

银屑病的发生可能与免疫体系有关,药物治疗以消炎镇静为主,目前没有有效的根治方法。

一、中医学论银屑病

中医学称银屑病为白癣、干癣、松皮癣。白癣是因为鳞屑为白色而得名,干癣是因此癣没有渗出液而得名,松皮癣是因此癣如同松树之皮容易脱落而得名。本病发生的外因为风热相搏,内因为血燥生风。病灶在皮肤,病因在体质。

银屑病的分型与治疗包括:

1. 风热相搏型

主症:皮疹颜色鲜红,鳞屑厚积,瘙痒,新疹不断出现,旧疹不断扩大。兼症;瘙痒出血。

病机:风搏于表,皮肤失养。

治则:疏风清热,凉血。

处方:生槐花 15 克,紫草 10 克,板蓝根 15 克,生地 10 克,当归 10 克,土茯苓 30 克,清金散(包煎)20 克,荆芥 10 克,升麻 6 克。

方解:生槐花、紫草、板蓝根凉血消疹,生地、当归滋阴养血,土茯苓通络化湿,清金散由生石膏、青黛组成清热凉血,荆芥、升麻祛风解表。

加减:瘙痒者加苍耳子 10 克,蝉蜕 3 克。

2. 风盛血燥型

主症:皮疹逐渐缩小,颜色暗红,鳞屑干燥,瘙痒。

病机:风邪化热,血燥干枯。

治则:滋阴化燥,养血祛风。

处方:生首乌 15 克,当归 10 克,川芎 6 克,白芍 15 克,生、熟地各 15 克,威灵仙 10 克,乌梢蛇 10 克。

方解:生首乌解毒润燥是为主药,当归、川芎、白芍、生熟地养血润燥,威灵仙通络化瘀,乌梢蛇祛风通络。

加减:血瘀者加赤芍 10 克,桃仁 10 克;血热者加丹皮 10 克。

二、银屑病的新探索

《灵枢·本脏》说:"卫气者,所以温分肉,充皮肤,肥腠理,司开阖者也。"又说:"卫气和,则分肉解利,皮肤调柔,腠理致密也。"

本病的发生与卫气不和有关。风热搏于肌肤,邪结皮肤,气门开阖失常,皮肤失去卫气的滋养,皮肤细胞代谢失常,故出现皮疹,落屑。久病必瘀,血热妄行,皮下出血也。

《黄帝内经》说:"是以升降出入,无器不有。"皮肤细胞的代谢可以用升降出入来归纳,此为本病的根源。

通阳解表,解除毒性,最为关键,扶正才能祛邪,治人大于治病。

病案实例

案一:1987 年,王鸿鬵药店,聋哑人,男,55 岁。由女儿陪伴前来找王卓人治病,自述头部患牛皮癣半年,去某医院就诊,医生诊断为银屑病,予抗炎、镇静药治疗,五个多月了,皮疹落而复生。求中医治疗。

王卓人医生以内科见长,面对此病,不知从何下手。正好我在旁学习,便自告奋勇说:"此为风热相搏,邪结皮肤。日久成瘀也。当祛风清热,养血润燥。"

王老点头说:"好吧,你说我写。"

诊断:风热上扰,搏于头皮。

治则:祛风清热,养血润燥。

处方:菝葜 20 克,虎杖 20 克,皂角刺 10 克,生地 12克,当归 10 克,水牛角片 30 克,赤芍 12 克,丹皮 10 克,生首乌 15 克,灵霄花 3 克,生大黄 6 克,蛇蜕 3 克,生麻黄 6

克,细辛 3 克,苍耳子 10 克,甘草 6 克。

方解:菝葜、虎杖祛风,清热,消肿,皂角刺消肿软坚,均为主药;生地、当归、生首乌养精血以润燥,水牛角、赤芍、丹皮、灵霄花凉血而化瘀,均为辅助药;生大黄泻下通便,蛇蜕止痒,麻黄、细辛、苍耳子通阳解表,甘草解毒和中,共为佐使。

王老回家后急忙查找治疗银屑病的资料,知道我所言极是。

七天后复诊,患者的皮疹开始消退,说明用药无误,便守方治疗。

三月后聋哑人的女儿送来锦旗一面,以示感谢。

案二:周某,自诉患银屑病三年,经西医治疗,屑落复生,效果不显。求治。

周某,女,29 岁,已婚,已育。

主症:患银屑病三年,皮疹反复,刮去皮屑能见到皮下出血。

望诊:背部能见到左右对称的成片皮疹,屑厚,肘部也有皮疹。面色少华,焦虑。

切诊:脉弦细,舌苔薄白,舌质红。

诊断:风热搏于皮肤,邪气不得散发。

治则:清热凉血,祛风解表。

处方:菝葜 30 克,赤芍 10 克,丹皮 10 克,水牛角片 30 克,生、制首乌各 15 克,当归 10 克,生地 15 克,蛇蜕 3

克,灵霄花 3 克,生槐花 6 克,生甘草 6 克,生麻黄 6 克,细辛 3 克,荆芥 10 克。

方解:皮疹左右对称,为中枢性,属于血热,菝葜、赤芍、丹皮、水牛角清热凉血,是为主药;生制首乌、当归、生地滋阴养血,蛇蜕祛风止痒,灵霄、槐花凉血化瘀,前贤曰:邪在腰以上,汗可泄之。麻黄、细辛、荆芥解表通阳,甘草解毒和中,均为佐使。

嘱:自加生姜 5 片,红枣 10 枚,先服一个月。

一个月后复诊,患者面露喜色,拉起衣服让我观察,皮疹消退后不再复发,留下沉着的斑痕,此乃向愈之兆也。效不更方。

处方:菝葜 30 克,赤芍 10 克,丹皮 10 克,水牛角片 30 克,生、制首乌各 15 克,当归 10 克,生地 15 克,蛇蜕 3 克,灵霄花 3 克,生槐花 6 克,生甘草 6 克,生麻黄 6 克,细辛 3 克,生黄芪 15 克,白术 12 克。

方解:原方加生黄芪 15 克,白术 12 克。固表补气,防止凉药久服损伤脾胃。

前贤曰:治慢性病要有方有守。此方再服三月,当可康复。

第十二章
中医药延缓衰老新探索

一、现代医学对衰老的认知

现代医学认为人体的衰老是一种退行性病变,而退行性病变是一种不可抗拒的自然规律,凡是衰老引起的各种疾病是无药可治的。人体的衰老各有不同,每个人可以选择自己合适的方式去生活,平静地等待着生命的最后一刻。

二、延缓衰老新探索

《素问·阴阳应象大论》说:"阴阳者,天地之道也,万物之纲纪,变化之父母,生杀之本始,神明之府也,治病必求其本。"人体的衰老与阴阳的衰退是同步的。

《素问·阴阳应象大论》说:"年五十,体重,耳目不聪矣;年六十,阴痿,气大衰,九窍不利,下虚上实,涕泪俱出矣。"阴痿,就是阴气萎缩,生命出现枯萎的征兆。

《灵枢·天年》说："六十岁,心气始衰,苦忧悲,心气懈惰,故好卧。七十岁,脾气虚,皮肤枯。八十岁,肺气衰,魄离,故言善误。九十岁,肾气憔,四藏经脉空虚。百岁,五藏皆虚,神气皆去,形骸独居而终老矣。"

需要注意的是:《黄帝内经》描绘的是农耕社会里人的生存状态。

不同的社会有不同的生活方式,当今社会的饮食、医药条件比古人要优越得多,衰老的速度明显减缓,七八十岁的人,步履矫健、思维敏捷者比比皆是。

从阴阳的角度来讲,人体的衰老离不开物质的丢失(阴痿)和功能的衰退(阳衰)。用中药调节阴阳,缓和衰老的进程是可能的。

一般来说男子阳先衰,女子阴先失,男子当扶阳,女子要补阴。

病案实例

案一:2008 年 11 月,范伯群教授打电话向我求助。他说:"西医认为我的毛病属于退行性病变,器官老了,无药可治。中药能治吗?"

我应邀上门查看。

范伯群,男,76 岁,苏州大学退休教授。自诉:有高血压史,常服降压药,血压控制在正常范围。胃酸过多,常服制胃酸药。前列腺肥大,排尿困难,服进口药保列治,效果不显;严重失眠,服国产安眠药无效,睡前需服进口安眠药,每次半片。颈椎增生,痛连头项。另外,还有口渴多饮,腰痛,走路牵连大腿等症状。

望诊:头发全白,精神尚佳,思维清晰,舌苔斑剥,少津,有紫斑。

切诊:脉弦细。

诊断:用脑过度,气血衰少。

治则:补气助阳,滋阴生津。

处方:生、炙黄芪各 15 克,炒白术 10 克,附片 6 克,淫羊藿 12 克,仙茅 12 克,巴戟天 12 克,杜仲 12 克,潼蒺藜 10 克,生地 10 克,玄参 10 克,天、麦冬各 10 克,制首乌 15 克。7 剂。

方解:生、炙黄芪同用意在表里兼顾;白术健脾相助;附片、淫羊藿、仙茅、巴戟天、杜仲、潼蒺藜补肾壮阳;生地、玄参、天麦冬、制首乌滋阴生津。

药后诸症缓解,仅睡眠不好。冬至将近,问:能否制成膏剂。我说:可以。

中药膏方:生、炙黄芪各 200 克,炒白术 200 克,附片 60 克,淫羊藿 200 克,仙茅 150 克,巴戟天 150 克,杜仲 150 克,潼蒺藜 150 克,生地 200 克,玄参 150 克,天、麦冬各 200 克,制首乌 250 克,酸枣仁 200 克,细辛 60 克,远志 60 克,阿胶 250 克,蜂蜜一大瓶。

上药煎汁收膏,每天早晚各取一匙,以温开水调服。

方解:生、炙黄芪同用意在表里兼顾;白术健脾相助;

附片、淫羊藿、仙茅、巴戟天、杜仲、潼蒺藜补肾壮阳;生地、玄参、天麦冬、制首乌滋阴生津;因为失眠所以加远志、酸枣仁;细辛温经通阳;阿胶滋阴养血;蜂蜜润燥。

药后效果明显,口渴大减,读书写作精力充沛。

我说:"著书立说是脑力劳动,大量的血液供应头部,身体其他部位的供血就容易不足,所以头以下的器官先见衰老。"

范老笑着说:"有得必有失,二者相比取其轻。你只要保证我能够著书立说就可以了。"

2009 年 11 月,严重失眠。应兼顾之。

中药膏方:生、炙黄芪各 200 克,炒白术 200 克,附片 60 克,淫羊藿 200 克,仙茅 150 克,巴戟天 150 克,杜仲 150 克,潼蒺藜 150 克,生地 200 克,玄参 150 克,天、麦冬各 200 克,制首乌 300 克,酸枣仁 200 克,细辛 60 克,远志 60 克,黄精 300 克,龙骨 300 克,桂圆肉 250 克,阿胶 250 克,蜂蜜一大瓶。

方解:原方制首乌增至 300 克,加黄精 300 克以补精益血,加龙骨潜阳镇静,桂圆养血安神。

上药煎汁收膏,每天早晚各取一匙,以温开水调服。

2010 年 11 月,范老说:"腰部退行性病变,影响行走。浅表性胃炎局部细胞肥厚角化,此乃癌变之前兆。需重点关注。"

中药膏方:生、炙黄芪各 200 克,炒白术 200 克,附片

60 克,淫羊藿 200 克,仙茅 150 克,巴戟天 150 克,杜仲 150 克,潼蒺藜 150 克,生地 200 克,玄参 150 克,天、麦冬各 200 克,制首乌 300 克,酸枣仁 200 克,远志 60 克,酸枣仁 120 克,枫斛 100 克,西洋参 100 克,砂仁 100 克,制半夏 120 克,丹皮 120 克,红枣 500 克,阿胶 250 克,蜂蜜一大瓶。

方解:细胞角化乃细胞脱水所致,水者阴也,去辛烈之细辛,加枫斛、西洋参养阴生津,加丹皮凉血化瘀,半夏化痰散结,砂仁理气解郁,以缓解细胞角化;以红枣易桂圆,养胃健脾。

2011 年 11 月,范老说:医院检查角化细胞已经恢复正常。自我感觉膏方的效果在下降,问:今年还要不要服膏方。有人介绍用分心木泡茶,治疗失眠。不知可否?

我说:"年八十,古称耄耋,衰老是不可抗力的。膏剂也是药,是药三分毒,气血不足,膏药难以消化吸收,不如改用食疗。分心木者胡桃夹也,有收敛作用,食疗也,用之无妨。"

食疗方:黄芪 50 克,山药 50 克,里脊肉半条,煮汁,喝汤。

从冬至起,每周三次。至春分为止。

食疗方解:里脊肉为主,叶天士治慢性病常用动物药,谓血肉有情之物,动物蛋白容易消化吸收;黄芪补气生阳,山药健脾补肾,均为辅助。

范老电话中说:"煮食疗时,香气大作。令人食欲大动。"

苏州盛产芡实,称之为水中人参,芡实有补肾缩尿之功。我说:"常食芡实对前列腺有帮助。"范老每年在初秋采购芡实十数斤,贮藏在冰箱中,每天早上食用50克。凭此,范老终生没有实施前列腺手术治疗。

案二:2017年10月,朋友小楼打电话来说,其母81岁了,自从去年老伴中风后昼夜伺候,累坏了。其母现在睡眠差,食欲不振。去医院诊治,吹气检查幽门螺杆菌阴性,腹部检查正常,医生建议做胃镜。其母不想做胃镜,想吃中药。问我能否接诊。我说可以,不过我家住在五楼,老人能不能上来。楼说:慢慢走吧。

孙某某,女,81岁。自诉:有高血压史、糖尿病史,长年服药处于可控状态。

望诊:面色苍白,呈慢性病容,年老体弱。舌苔薄白,舌体正常,口唇淡红色。

问诊:有高血压、糖尿病,长年服药控制,近期腹部胀满,不思饮食,睡眠差,自我感觉不好,有便秘史,常服西药泻剂。

脉诊:弦紧,无根,为芤脉。

诊断:年老失水,生化无源。

治则:补气养阴,清热生津。

处方:党参15克,麦冬12克,川石斛20克,五味子3

克,酸枣仁 12 克,南沙参 20 克,玄参 12 克,生地 12 克,当归 10 克,枳壳 10 克,肉苁蓉 15 克,生甘草 6 克,川连 1.5 克,蒲公英 15 克。10 剂。

方解:党参补中益气结合大队养阴益精药麦冬、石斛、沙参、玄参、生地、肉苁蓉养阴液补精血,为主药;五味子、酸枣仁安神敛阴,为辅佐;久病入络用当归理血脉,枳壳行气,减少养阴药的滋腻,黄连少许能促进消化腺分泌,蒲公英清热解毒又不伤脾胃,甘草调和药性。

病案讨论:《灵枢·天年》载:"八十岁,肺气衰,魄离,故言善误。"女性老人多阴虚,以失水为主要症状。《素问·上古天真论》言:"肾者主水,受五脏六府之精而藏之,故五脏盛,乃能泻。"血压升高属于水不涵木,肝火上炎。糖尿病为胰岛处于无菌性炎症,胰岛不健康,胰岛所产生的细胞活力自然低下,火性上炎则身体失水,消化液不足,故食欲下降。这里的水是指液态的营养物质。

《素问·五脏别论》言:"胃者,水谷之海,六府之大源也。五味入口,藏于胃以养五脏气。"

处方加减:气虚者加人参、五味子;阴虚者加西洋参、百合;食滞者加鸡内金、山楂炭;气滞者加砂仁。

12 月 14 日,小楼来电话说:其母服药后饮食增加,睡眠改善,精神好转。问:是否需要上门复诊。

答:治慢性病要有方有守,这是前贤之训。治疗初见成效,处方可继续使用。高龄老人不宜劳累,若有变化随时联系。

2018年2月4日下午,小楼来电言:其母服中药两个多月,饮食正常,精力大增,每天出门去打打小麻将。春节将至老人想停药一个时期。问行吗?

我说可以,食疗胜过药疗,有什么情况随时联系。

西医以病为纲,衰老是器官老化,不是病,无药可治。

中医以人为纲,人生不离阴阳。阴阳出现的问题,都可以用中药来调节。女者阴也,重在养阴,阴者物也。男者阳也,重在扶阳,阳者功能也。减缓物质的丢失,增强生命的动力,延迟衰老是可能的。

这就是东西方医学对衰老的不同认知。

第十三章
鞣质类中药新探索

现代医学以病为纲,把治病作为终极目标。对药物的要求是一病用一药,专药治专病。现代医药研究中药的目的是寻找新的药源,其方法是将中药的各种药用成分提取出来,逐个研究,研制新的药剂。比如:治疗痢疾的盐酸小檗碱片,又名黄连素,就来自对黄连、黄柏药用成分的研究;治疗疟疾的青蒿素,是从鲜青蒿中提取的原料药,经过人工合成制造出来的;还有消炎抗菌的穿心莲内酯片,治疗咳嗽的鱼腥草素片等。

中药材的药用成分有很多,含量又很小。现代医药所利用的只是其一种药用成分,这是取材于中药的西药,不能用于中药的配伍和组方。

一、中药的阴阳及鞣质类中药的特性

《素问·阴阳应象大论》说:"水为阴,火为阳,阳为气,阴为味。味归形,形归气;气归精,精归化。精食气,形食味;化生精,气生形。味伤形,气伤精,精为化,气伤于味。阴味出下窍,阳气出上窍,味厚者为阴,薄为阴之阳;气厚者为阳,薄为阳之阴。味厚则泄,薄则通。气薄则发泄,厚则发热。壮火之气衰,少火之气壮。壮火食气,气食少火。壮火散气,少火生气,气味辛甘发散为阳。酸苦涌泄为阴。"这段话的意思是:如果以水火来区分阴阳,水为阴,火为阳。如果以感官来区分阴阳,鼻子嗅到的气味为阳,舌蕾感觉到的味道为阴。以药物的气味来分别,气味辛甘的药物有发散作用为阳,酸苦的药物有涌泄的作用为阴。

阴阳是互为因果的。食物的五味进入五脏能滋养形体,形体的生长依赖于阳气的升发;阳气的功能来源于阴精,阴精又来自于阳气的化生。所以临床上精气不足的人,可以用气烈的药物来温暖它,形体不足的人,可以用味道厚重的药物来补充它。这是因为精气来源于卫气,形体来源于食物中的营气。卫气能化生精气,能激活形体。反过来说:五味也能伤形体,阳气也会消耗精气。这全是因为精能化气,同样气也会伤于五味。

以食物的嗅觉和味觉来区分阴阳,味厚的食物属于阴,重浊的食物进入人体以后从下身的孔窍中排出;气烈的食物属于阳,轻而清的食物进入人体以后从上体的孔窍排出。所以说味厚的食物属于阴,味薄的食物属于阴中之阳。气烈的食物为阳,气薄的食物属于阳中之阴。味厚的食物能下沉涌泄,味薄的食物则通利孔窍。气薄的食物能发泄,气厚的食物能产热,所以说,大火会消耗营气,小火能生发卫气。这就是壮火耗气,少火产气的道理。

中国现存最早的中药著作《神农本草经》的理论依据之一就是阴阳理论。

鞣质类中药属于收敛药的范畴,以含有大量鞣酸为它们的共性。

《素问·至真要大论》说:"酸苦涌泄为阴。"鞣质类中药有收敛、固涩的作用。《本草纲目》说:"脱则散而不收,故用酸涩之药,以敛其耗散。"

一般的《中药学》教材在"收敛药"一章中特别指出:凡属外感实邪未解或泻痢,咳嗽初起时不宜早用。

二、鞣质类中药新探索

我是 1970 年进入中药行业的,当时苏州的中药店有个传统的服务项目叫"说病讨药",也叫"问病卖药"。市民有个头痛脑热的不用去医院,自己跑到中药店,自述病痛,请店员随机应对,抓几味中药。这个服务最为考验药工的功力,沐泰山堂的徐才椿、潘资一堂的华云生都是个中好手。

我所在的工农药店的附近有个合成化工厂,厂里有个女工程师,不知姓啥,大家都叫她"上海人",三十多岁了,才生了个儿子,中年得子,自然欢喜得要命,产假一过便要上班,便找了个带小孩的保姆。

一天,也不知小孩吃了什么,还是受了寒冷,忽然拉起肚子来了,保姆自行配了点中药给孩子吃。两天以后孩子的泄泻不见好转,那保姆便有点急了,只能把实情告诉了小孩的母亲,两个人抱了孩子去苏州儿童医院治疗,医生一听腹泻,便让化验大便,化验单出来后,医生一看说:"不是细菌感染,是消化不良,吃点药就会好的。"谁知小孩吃了三天西药,不但不见好转,反而泻得更勤了。那保姆自己没有生育过小孩,哪里经历过此等风浪。苏州人有句俗话叫:"一个药店倌,顶得半个郎中。"意思是说老药工见多识广,应付寻常的小毛小病绰绰有余。那保姆便径自跑到我们药店里来讨救兵。

我一听儿童医院已经确诊"不是细菌感染",脑子里忽然冒出《素问·脉要精微论》之语"仓廪不藏者,是门户不要也"。这门户不守是要死人的,眼前止泻是第一要务。我问那保姆:小儿服过何药? 保姆答:"红灵丹,夕炭银。"这红灵丹是中药治疗急病的宝贝,只怕药勿对症。我一边想一边盯着一排排格斗,忽然看见药工老叶在一旁搔头,突然想起前几天老叶亲口讲述的一段经历:老叶当年在童葆春堂药店当学徒,不幸患上了泄泻证,苏州城里城外的中医、西医都看了,百药无效,每天要泻几十次,足足泻了两个多月,早已骨瘦如柴,奄奄一息。老板一看,心想:"这小伙子完了。"便四处寻觅便船,想把他送回宁波乡下。此时,店里有一位客师走到他的床前,递给他一根烟枪,叫他吸一口试试。这鸦片的臭名谁个不晓，但那时的老叶心想：保命要紧，死马当作活马医吧。接过烟枪，闭上眼睛，深深地吸了一口大烟。谁知一口烟下肚，不过几秒钟功夫，腹痛顿失，当晚泻也止了。以后便一天好于一天。

我想这罂粟壳是第一要用的，便说："眼前止泻第一，不知用罂粟壳、石榴皮、诃子三物煎汤如何？"老叶一听，早已意会说："可以一试。"那保姆见老药工都说行，也就同意了。于是我就称了一钱罂粟壳、一钱石榴皮、一钱诃子用纸包了给那保姆，价格不过一毛多钱。为了安全，我叮嘱她加三片生姜、三只红枣一起煎，中药煮十分钟就可以了。每次只可服一小匙，四小时内无效的话再增加半小匙。

第二天早上，那保姆喜滋滋地来药店报信说："小孩不拉肚子了。"第三天一早，那保姆又急冲冲地到药店来问我："那小孩已经睡了整整二十四小时，到现在还没有醒过来，要紧不要紧啊？"我说："想是这几天泻得累了，要多睡一会才能恢复。"这一觉一直睡了三十六小时。

此后，我潜心钻研，伤风感冒一剂见效，菜场的阿姨们背地里叫我一帖药。那时，王卓人医生就在药店对岸的西汇路上的第二米厂当卫生所所长。有道是：近水楼台先得月，经常有米厂的职工拿着他开的处方到药店里来配药。天下无难事，只怕有心人。那时候苏州的名医众多，陈联芳、奚凤霖、金绍文、黄一峰、叶孝正、王硕卿等名家都健在，时常能见到他们的处方。接方时只需多问几句，便能大致揣摸到医生的思维方式。

三年过后我才与王卓人医生相识。王老师身材魁梧，四方脸，小眼睛，戴一副金丝边眼镜，讲一口略带无锡口音的苏州话，开口便笑，颇有君子之风。他对鞣质类中药的临床应用颇有心得。王老学研具丰，惜无著作留传于世。

1968 年，苏州财贸革命委员会的军代表某某，突患急病住进了苏州某医院。医生诊断为重症伤寒。经抗生素、激素等药物治疗一周，高热不退，已经进入了昏迷状态。医院发出了病危通知。

单位的领导急了，有人想起了中草药，便有人问王卓人：此病能不能治疗。那时候"一根针、一把草"风靡全国，大医院请中医师前去会诊早已成为时尚。王老师听说医院确诊为伤寒，心中便有了几分把握，一口允诺试试。到了医院，王老师仔细阅读了病历，看了医院的生化检查报告，确认为伤寒症。沉思片刻开具了处方：生地榆 30 克，诃子 10 克，乌梅 6 克，石榴皮 10 克，丁香 3 克，生甘草 10 克。3 剂。

处方由沐泰山堂药店派人收取，调剂，煎煮，装入小暖瓶送到医院。

奇迹出现了，一剂中药服完，高热应声而退，三剂中药服完，病人神清气爽，沉疴顿失。一时传为美谈。

那天我向王医生讨教此事，王老师微微一笑，大笔一挥把处方写了出来。我望着这普普通通的六味中药，怎么也不相信会有神奇的功效？

王老见我不信，笑道："读书宜活不宜呆，古人曰：尽信书不如无书，答案就在中药药理之中。你自己去找吧。"

周末我去苏州图书馆查找资料。

生地榆，蔷薇科多年生植物地榆的根和根茎。味苦，酸，性微寒。功能：凉血止血，泻火敛疮。临床擅长治疗下焦出血，常与槐花配伍。治血痢常与银花炭、黄芩炭配伍。生地榆研成细粉用麻油调敷，可以治疗水火烫伤。

现代研究报道：地榆的成分含鞣质、地榆皂苷、维生素 A 类物质。地榆中鞣质含量为 17％、三萜皂苷含量为 2.5％～4.0％。地榆煎剂对人型结核菌有完全抑制作用，对金黄色葡萄球菌、绿脓杆菌、伤寒杆菌、志贺氏痢疾杆菌、福氏疾病杆菌亦有强大的抗菌效能。但地榆的制菌力在高压消毒处理后会显著降低，甚至消失。地榆尚有降压作用。

地榆煎剂对伤寒杆菌有效。

诃子，使君子科落叶乔木诃子的成熟果实。味苦、酸、涩，性平，功能涩肠止泻、敛肺利咽。临床主治久痢久泻、脱肛。治湿热痢疾常与黄连、黄柏配伍，治寒湿痢疾常与肉豆蔻、干姜配伍，治久痢、脱肛常与黄芪、党参、白术配伍。肺虚久咳常与党参、麦冬、五味子配伍，治声哑失音常与桔梗、贝母、蝉蜕配伍。

现代研究报道：诃子中鞣质含量为 20％～40％。包括：没食子鞣酸、没食子酸、黄酸、诃子酸。诃子对白喉杆菌、痢疾杆菌等有较强抑制作用，对伤寒杆菌、副伤寒杆菌亦有抑制作用。

诃子煎剂对伤寒杆菌有效。

乌梅，蔷薇科落叶乔木梅的经加工蒸黑的未成熟果实。味酸，性平，功能敛肺、涩肠、生津、安蛔，临床主治久咳不止，常与半夏、杏仁、贝母配伍。治久泻久痢，常与诃子、白术、黄芪、升麻配伍，治虚热口渴，常与人参、麦冬、天花粉配伍，治蛔虫为患所致的呕吐腹痛，常与干姜、细辛、黄连等配伍。

现代研究报道：乌梅含柠檬酸 19％、苹果酸 15％、琥珀酸、碳水化合物、谷甾醇、蜡样物质和齐墩果酸样物质。成熟的果实含氢氰酸。乌梅有显著的抗菌作用，对大肠杆菌、痢疾杆菌、伤寒杆菌、绿脓杆菌、霍乱杆菌、结核杆菌等皆有抗菌作用，对各种皮肤真菌亦有抑制作用。乌梅能使胆囊收缩，促进胆汁分泌，并有抗蛋白过敏的作用。

乌梅煎剂对伤寒杆菌有效。

石榴皮，石榴科落叶灌木或小乔木石榴树的果皮。味酸涩，性温，功能涩肠止泻、杀虫，临床主治久痢久泻常与诃子、肉豆蔻等配伍，虫积腹痛常与槟榔、使君子配伍。

现代研究报道：石榴皮含鞣质 10.4％～21.3％、碴 0.8％、树酯 4.5％、甘露醇 1.8％、糖 2.7％、树胶 3.2％、菊粉 1.0％、黏质 0.6％、苹果酸、果胶和草酸钙、异槲皮苷。

石榴皮对痢疾杆菌、绿脓杆菌、伤寒杆菌、结核杆菌及各种皮肤真菌都有抑制作用,石榴皮煎剂能作用于寄生虫的肌肉,使其陷于持续收缩,故有驱虫(绦虫、蛔虫)效果。

石榴皮煎剂对伤寒杆菌有效。

丁香,桃金娘科植物常绿乔木丁香树的花蕾或果实。味辛,性温,功能温中降逆、温肾助阳,临床主治胃腹冷痛常与肉桂、干姜、附片配伍,治呃逆呕吐常与柿蒂、半夏等配伍。治肾阳不足及寒湿带下常与肉苁蓉、巴戟天、小茴香等配伍。

现代研究报道:丁香中挥发油含量为 $14\%\sim21\%$,油中含丁香酚、乙烯丁香酚、丁香油烯,另含没食子鞣酸、丁香素。丁香能促使胃黏膜充血,促进胃液分泌,又能刺激胃肠蠕动。煎剂对人型结核杆菌可完全抑制。

丁香煎剂对伤寒杆菌有效。

生甘草,豆科多年生草本植物甘草的根茎和根。味甘,性平,功能补中益气、泻火解毒、润肺祛痰、缓和药性、缓急定痛。临床主治:治脾胃虚弱和气血不足常与人参、阿胶、白术、当归等配伍,治疮疡肿毒常与金银花、连翘、地丁等配伍,治咽喉肿痛常与桔梗、青果、胖大海等配伍,治咳嗽气喘常与半夏、杏仁、白果等配伍,治腹中挛急作痛常与芍药、木香等配伍。中药方剂中加甘草可减低或缓和药性的烈度,甘草与绿豆等配伍可解除某些药物的毒性。

甘草能缓和中药的药性。

综上所述,伤寒症起因是伤寒杆菌,伤寒的病灶在肠道,伤寒杆菌产生的毒性使人高热不退、神志昏迷。抗生素通过输液治疗,作用于病灶的药物只是其中的一小部分,不足以抑制伤寒杆菌,所以病人出现中毒昏迷等重危症状。中药通过口服直接作用于肠道。鞣质类中药对伤寒杆菌有显著的抑制作用。简单六味中药一举拿下沉疴,这是王卓人的智慧。

王卓人医师说:鞣质类中药的使用,应该是越早越好。这是有科学依据的。

中药典籍对收敛药的结论:凡属外感实邪未解或泻痢,咳嗽初起时不宜早用,以免留邪。此论有失偏颇。

这就是王卓人老师经常说:"中医药应该从现代医药中吸取营养。"

肠道灵的诞生

经过精心推敲,王卓人老师选取地榆、诃子、丁香三味中药,将药材焙干后研成细末,装入空心胶囊,取名:地诃丁。每服二至四粒,每日二至三次,临床用于治疗肠道感染疗效卓著。后来王老师听取我的建议改名为:肠道灵。

1986 年,我调到王鸿翥药店工作,正好王老师在那里坐堂,得以耳提面命,经常聆听他的教诲,王老说得最多的话是:中医要向现代医药学习,汲取其营养。

王老师对我说:"肠道灵的作用能不能再拓展,你可以花点心思。"

通达丸的诞生

是年,我从《本草纲目》的青皮条中得到启发,对青皮进行深度加工。以法制青皮为主,辅以丁香、诃子、地榆、石榴皮等制成丸剂,取名为通达丸,治疗中焦不能如沤,下焦变化失常的多种疾病。疗效显著。

二、鞣质类中药的临床探索

王卓人老师临床善用鞣质中药,自言:"药对症吃口汤,药勿对症船来装。"鞣质中药在肠道感染之外也有广泛的用途。

病案实例

案一:张某,男,15岁。自诉:两年前患流感时并发肾炎,严重时血尿+++,西医以抗生素、激素治疗,治疗两个月后小便基本正常,蛋白质少许。西医说,人体有自愈能力,不用服药了。至今一年多了,食欲不振、乏力,小便化验,尿中仍然有少许蛋白检出。

望诊:面色苍白,少华,消瘦,舌胖,苔白腻。

问诊:纳少,怕冷。

切诊:脉细弱,肢冷。

诊断:脾运不健,阳气衰微。

治则:健脾补气,温肾纳气。

处方:生黄芪12克,党参10克,白术10克,茯苓10

克,砂仁(后下)3 克,制半夏 10 克,丁香 1.5 克,地榆 12
克,灯心草 1.5 克。

方解:生黄芪、党参、白术、茯苓健脾补气,是为主药;
砂仁行气化湿;制半夏燥湿化痰;丁香温肾纳气;地榆收敛
固涩;灯心草利水渗湿。

嘱:此方服一个月,再去医院化验小便。

一个月后张某前来报喜:小便化验正常,饮食渐增,
面见华色。

王老以补中益气汤善后。

处方:党参 10 克,黄芪 12 克,白术 10 克,柴胡 4.5
克,升麻 3 克,当归 10 克,茯苓 10 克,炙甘草 6 克,陈皮 3
克。7 剂。

方解:党参、黄芪、白术、茯苓健脾补气;柴胡、升麻升
举阳气;陈皮行气化痰;甘草和中。

案二:陈某,女,三十多岁,自言晨起小腿肿胀,西医
化验小便正常,血象正常,心肺正常。肿胀不知缘何而起?

望诊:面色苍,唇色淡,舌胖,舌边有齿痕。

问诊:月经后期,量少,白带多,睡眠浅,已婚未育。

切诊:脉细,肢冷。

诊断:血气衰弱,生化无能。

治则:健脾补血,温肾利水。

处方:生黄芪 15 克,白术 10 克,茯苓 10 克,山茱萸
10 克,肉苁蓉 10 克,巴戟天 10 克,附片 3 克,地榆 12 克,

杜仲 10 克,灯心草 2 克,酸枣仁 10 克,白芍 12 克,当归 10 克。7 剂。

方解:黄芪、白术、茯苓健脾益气;山茱萸、肉苁蓉、巴戟天、杜仲补肝肾强筋骨;附片温经散寒;地榆收敛固涩;灯心草利水渗湿;白芍、当归养血调经。

一月后复诊时言:小腿不肿了,月经正常,睡眠加深。

诊断:水肿已除,调经为主。

治则:补气健脾,养血调经。

处方:生黄芪 15 克,白术 10 克,茯苓 10 克,山茱萸 10 克,肉苁蓉 10 克,巴戟天 10 克,附片 3 克,杜仲 10 克,酸枣仁 10 克,白芍 12 克,当归 10 克,党参 12 克,川芎 3 克,小茴香 3 克。

方解:水肿已除,去地榆、灯心草,加党参补中益气,加川芎行血中之气,加小茴香温肾纳气。

嘱:此方于每月月经来潮前十天服用,至经尽为止。

一年后陈某产下一子,中年得子喜出望外。特地送来一包红蛋,以示感谢。

王老说:"妇女还需问月经、生产、白带。这是妇女的生理特征,往往也是疾病的症结所在。"

第十四章
汤液醪醴新探索

《中国药典一部》1985版本中收载有酒剂，酒剂系指药材用白酒浸提制成的澄清液体制剂。生产所用的药材一般应加工成片、段、块或粗粉。酒剂可用浸渍法、渗漉法或其他适宜方法制备。如：舒筋活血酒用木瓜、桑寄生等15味中药，用渗漉法制备而成的，有祛风湿、舒筋活络的功能，临床用于治疗风寒湿痹、筋骨疼痛、四肢麻木等症。

一、中医学论汤液醪醴

将药材置酒中浸渍的制剂方法古已有之，名曰醪酒。

《素问·玉版论要》载："容色见上下左右，各在其要，其色见浅者，汤液十日已。其见深者，必齐主治，二十一日已。其见大深者，醪酒主治，百日已。"

容就是面容，容色是指鼻子的上下左右的色泽，容色的深浅表示疾病的深浅，是中医望诊的内容之一。早期的汤液的全称是汤液醪醴，为中药与大米一起发酵酿造的酒类。汤液能祛除浅表的疾病,疗程为十天,齐通剂,为药剂,十天无效的再用药剂疗程是二十一天,药剂无效的再服醪酒,醪酒的疗程是一百天。

汤液是什么?

《素问·移精变气论》说:"中古之治病,至而治之,汤液十日,以去八风五痹之病,十日不已,治以草苏,草荄之枝,本末为助,标本已得,邪气乃服。"

汤液是可以去八风五痹之病的,八风指来自各个方位的风邪,五痹就是皮肤、肌肉、血管、筋脉、骨骼五个部位产生麻木痹痛的疾病。

中古的治病程序是先服汤液十天,十日没有用的,才会采用草药来治疗。草药的疗程是二十一天,二十一天没有用的再用醪酒治疗,醪酒的疗程是一百天。

汤液是可以去八风五痹之病的。《素问·阴阳应象大论》说:"故邪风之至,疾如风雨,故善治者治皮毛,其次治肌肤,其次治筋脉,其次治六腑,其次治五脏。"皮毛之疾与其色见浅者相同,汤液十日的目的是去八风五痹之病。

从疾病的深浅来说,汤液最浅,药剂次之,醪酒最深。从治病的疗程来说汤液十日,药剂二十一日,醪酒百日。可见,汤液和醪酒虽然都为酒类,却是两个完全不同的制剂。

《中国药典》并没有收载中药与大米一起发酵的中药制剂工艺。

汤液是怎样制作的?《素问·汤液醪醴论》说:"自古圣人之作汤液醪醴者以为备耳。夫上古作汤液,故为而勿服也。中古之世道德稍衰,邪气时至,服之万全。"上古的时候,圣人制作汤液醪醴是作为备用的,所以上古作了汤液,一般没有服用。中古的时候,人的免疫力有所下降,邪气经常侵入人体,服用汤液醪醴可以保证万全无失。可见,汤液的功能显著的。

上古制作了汤液又为何勿用呢?《素问·移精变气论》说:"岐伯对曰:往古人居禽兽之间,动作以避寒,阴居以避暑,内无眷慕之累,外无伸宦之形,此恬惔之世,邪不能深入也。故毒药不能治其内,针石不能治其外,故可移精祝由而已。"上古是个安静平凡的世界,疾病不能深入人体,只需使用祝由疗法,移精变气就可以了。汤液醪醴根本没有使用的机会了。

汤液的疗效在《黄帝内经》中有记载论述。《素问·汤液醪醴论》说:"中古之世,道德稍衰,邪气时至,服之万全。"《素问·移精变气论》说:"中古之治病,至而治之,汤液十日,以去八风五痹之病,十日不已,治以草苏、草荄之枝,本末为助,标本已得,邪气乃服。"

汤液护卫健康的功能是可以肯定的,可惜的是汤液的制作工艺失传了。

《素问·移精变气论》说:"当今之世不然也,忧患缘其内,苦形伤其外,又失四时之从,逆寒暑之宜,贼风数至,虚邪朝夕,内至五脏骨髓,外伤空窍肌肤,所以小病必甚,大病必死,故祝由不能已也。"到了黄帝的时代,疾病困扰着人们,百姓缺医少药,黄帝体恤百姓,怀念传说中的汤液醪醴。《素问·汤液醪醴论》说:"黄帝问曰:为五谷汤液及醪醴奈何?岐伯对曰:必以稻米,炊之稻薪,稻米者完,稻薪者坚。"

岐伯所说的"汤液醪醴系稻米酿造而成",这不就是米酒吗?

我所在的药店附近有个东吴酒厂,黄酒是其主打产品。在很长的一段日子里,凡是有男子前来说病讨药的,我都会推荐他试用温热的黄酒,可惜黄酒的效果小到可以忽略不计。让我得到一个结论:黄酒没有治疗作用。

前人是怎样评说黄酒的呢?

关于米酒。李时珍在《本草纲目》的"米酒"条说其:气味苦、甘,大热,有毒……主治:行药势,杀百邪恶毒气(《别录》);通血脉,厚肠胃,润皮肤,散湿气,消忧发怒,宣言畅意(藏器);养脾气,扶肝,除风下气(孟诜);解马肉、桐油毒,丹石发动诸病,热饮之甚良。(时珍)以此推断古人在制造汤液醪醴时可能加入了某些草药,至黄帝时,汤液醪醴的配方和工艺已经失传,黄帝令人按照岐伯的方法用大米酿造汤液醪醴,结果酿出了米酒。

《素问·上古天真论》云:"今时之人不然也,以酒为浆,以妄为常,醉以入房,以欲竭其精,以耗散其真,不知持满,不时御神,务快其心,逆于生乐,起居无常,故半百而衰也。"这段文字的意思是:现在的人不再这样去养生了。他们用酒取代了浆水,视荒诞为正常,醉酒后性交,为了欲望竭尽精液,因此耗掉其真气,不知道保持精气的充盈,不时刻保卫精神,为了肉欲,反常地去追求快乐,起居没有了节制,所以人到了50岁就衰老了。以酒替代浆水,成为当时贵族们早衰的重要原因。

浆水是一种用谷物发酵而成的弱酸性饮料,有生津消食、健胃的作用,是黄帝以前贵族常用的饮料。

由此可见,酒与汤液醪醴是两回事。

元代以前,中国只有酒精度低的米酒。李时珍《本草纲目》的烧酒条下有说明:"烧酒非古法也,自元时始创其法,用浓酒和糟入甑,蒸令气上,用器承滴露……其清如水,味极浓烈,盖酒露也。"

有什么资料可以证实汤液醪醴是加了草药的米酒呢?从孙思邈的天门冬酒说起:唐孙思邈《备急千金要方·风癫》记载有天门冬酒。其制法是:天门冬捣绞,取汁一斗,曲二升,曲发以糯米二斗……准家酿法造酒。天门冬酒的功能与主治:通治五脏六腑的大风洞泄虚弱,五劳七伤,四肢拘挛,猥退历节;久服轻身延年。天门冬酒的服法和注意:酒熟取服一盏,常令酒气相接……服十日觉身体隐疹大痒,二十日更大痒,三十日渐止。此皆是风气出故也。四十日即觉身心朗然大快,似有所得,五十日更觉大快,当风坐卧觉风不着人，身中诸风恶尽。服天门冬酒的量不大，每次一盏，30～50毫升，十五分钟内服两次，才能使酒气相接。从第十天开始皮下会出现疹子而大痒，历时将近一个月，疹子才逐渐平复。孙思邈指出这是各种气候引起的疾病离开身体所出现的症状。五十天后各种因为气候引起的麻木痹痛的疾病完全消除，此时人的真气已经恢复，就是对着风，也伤不着身体。

服天门冬酒的反应与汤液醪醴的去八风五痹之病的反应是不是极其相似？我不敢说天门冬酒就是上古的汤液，但是加了草药的米酒确实出现了神奇的功效。

天门冬即天冬，性大寒，味甘，苦。功能润肺止咳，养阴生津。现代药理研究显示：天门冬含天门冬素、谷甾醇等药用成分。天门冬煎剂对金黄色葡萄球菌、溶血性链球菌、肺炎双球菌、白喉杆菌、炭疽杆菌等有抗菌作用。

将中药置于米酒中长期浸泡，古名醪酒。其目的是萃取中药的药用成分，比如天门冬中的天门冬素、谷甾醇等。米酒可促进血液的循环，加强药物的吸收。可见，醪酒是中国最古老的药剂。

中药与大米酿造黄酒，属于生物化学法。在大米与天门冬汁的酿造过程中，酵母菌对天门冬汁进行发酵分解，生成了一种新的物质。这种物质会使人产生强烈的免疫反应。这就是天门冬酒能尽去风根的原因。

汤液不是米酒。汤液和醪酒虽然都属酒类，原料不同,工艺不同,功能不同,两者的差距十分清楚。汤液是古人的功能食品,醪酒才是药品。

繁体的醫字下面是个"酉","酉"为盛物的器皿,加三点便是"酒"字。醪酒是中药最古老的剂型。

《黄帝内经》中对酒也有记载。

《灵枢·论勇》说:"酒者,水谷之精,熟谷之液也,其气慓悍,其入于胃中则胃胀,气上逆,满于胸中,肝浮胆横。"酒来自于水谷的精华,是稻米蒸熟酿造的液体,酒进入胃则直接吸收,气血上行,充满胸中,肝胆都会兴奋起来。

《素问·厥论》说:"岐伯曰:酒入于胃,则络脉满而经脉虚……夫酒气盛而慓悍。"酒能为胃快速吸收,血脉通而经脉空虚……这是因为酒气盛大而慓悍的缘故。

《灵枢·营卫生会》说:"人饮酒,酒亦入胃,谷未熟而小便先下,何也?岐伯答曰:酒者,熟谷之液也,其气悍以精,故后谷而入,先谷而液出焉。"

这是说酒有兴奋神经,促进代谢的作用。

《灵枢·寿夭刚柔》:"黄帝曰:药熨奈何?伯高曰:用淳酒二十升,蜀椒一升,桂心一斤,凡四种,皆斧咀,渍酒中,用棉絮一斤,细白布四丈,并内酒中……"

这里的酒是制作药剂的溶剂。

酒没有去八风五痹的功能,所以,汤液不是米酒。

汤液是怎样去八风五痹之病的呢?《素问·汤液醪醴论》说:"平治于权衡,去宛陈莝,微动四极,温衣,缪刺其处,以复其形;开鬼门,洁净府,精以时服,五阳已布,收疏涤五藏,故精自生,形自盛,骨肉相保,巨气乃平。"

汤液的作用是平衡阴阳,推陈出新,服汤液后要轻轻地动摇四肢,让阳气得以宣发,盖上温暖的衣被,刺其络脉;鬼门就是气门,也就是汗孔,古人衣单,寒为主要的病邪。《素问·生气通天论》说:"因于寒,欲如运枢。"风寒束表,则气道不通,故要打开汗孔,疏通气道,净府就是膀胱,《灵枢·营卫生会》说:"人饮酒,酒亦入胃,谷未熟而小便先下,何也?岐伯答曰:酒者,熟谷之液也,其气悍以精,故后谷而入。先谷而液出焉。"汤液为熟谷所制,其气慓悍、迅疾,有活血利尿之功,五藏六腑的精气因此源源不断地注入到肾中,形体自然强盛,身体的健康得到保全,经脉中的真气因此平复。这就是说汤液能疏通气道,通利小便,促进代谢,健脾补气。

自唐代以后医药学家开始意识到米酒与汤液的区别。大概从宋代时开始,有人仿造天门冬酒,可惜都失败了。这是什么原因呢?《黄帝内经》说:"阴阳者,天地之道也。万物之纲纪,变化之父母,生杀之本始,神明之府也。"阴阳规律当然也是中药与大米一起发酵酿造的规律。孙思邈的天门冬酒,采用的是新鲜的天门冬捣烂绞取其汁,新鲜的天门冬含有大量的水分,味甘,微寒,此外,鲜药中还含有某些挥发性成分。宋代人采用的天门冬是药材,鲜药在干燥过程中蒸发的不只是水,还有某些挥发的成分,药物的性味发生了很大的变化,《中国药典》说：天门冬味甘苦,性大寒。寒为阴邪,大寒则阴盛,阴盛则阳消,酵母菌的阳气被抑制了,中药与大米一起酿酒的失败也就很自然地发生了。

二、汤液醪醴新探索

1. 中药与大米酿酒中的阴阳

中药的性味是由药材所含的成分决定的。中药材的成分有淀粉、糖类、酸类、氨基酸、蛋白质、挥发油、盐类、生物碱等。

《素问·阴阳应象大论》说："辛甘发散为阳,酸苦涌泄为阴。""寒为阴,热为阳。"这就是药物的四气五味,是区分药物阴阳的纲领。

大米甘,酵母菌辛甘,辛甘温热的中药属于阳;酸苦寒凉的中药属于阴。可以认为中药与大米发酵的过程是阳气升华的过程,阴性的中药多了会抑制酵母的生长,这会导致发酵的失败。所以,与大米一起发酵的中药,必须保证阳性大于阴性。

调节药物的阴阳：①对阴性的药材进行深度的加工,用黄酒、牛乳等辅料减少或改变其苦寒之性。②不与大米一起发酵,而是等到大米糖化后再投入药材。③投入药材前将药材浸泡一宿,沥干。药材中的生物碱、盐类会溶解于水,减少其阴寒之性。

中药与大米一起酿造，属于发酵工程，其原理是利用大米和糖化的酵母菌对药材进行发酵分解，产生出一种能促进人体免疫功能的物质。

2. 益寿液的作用与功效

按照疏通血管、振奋阳气、健脾补肾的原则，笔者选取天冬、麦冬、人参、天麻等二十多味中药，以醪酒法研制了益寿液。

益寿液的动物实验报告中出现了一个有趣的现象：实验动物的心、肝组织中，脂褐质的含量为：加饭酒组较正常对照组为高，而益寿液组又较加饭酒组为高。即服用加饭酒后使脂褐质加速代谢至心、肝。而服益寿液则使脂褐质的代谢更快。提示：服用益寿液有加速代谢脂褐质，保护心脑血管的作用。

脂褐质的全名为脂质过氧化物，为动物体内脂类氧化代谢的产物。脂类沉积在血管上就形成斑块，是心血管病的主要成因。动物服用加饭酒、益寿液后，心、肝组织中的脂褐质呈一过性增加，证明加饭酒、益寿液能促进动物体内脂褐质的代谢，使血管壁上的脂褐质溶解于血液，心脏是血液的泵，含有脂褐质的血液流经心脏，这就造成心肌组织中的脂褐质一过性增加；肝脏是脂类代谢的终极器官，所以，脂褐质在肝脏中聚合分解。这与《本草纲目》中米酒条下所述通血脉的功效是一致的。同时，也提示肝功能不全者服用黄酒、益寿液有碍健康。服用益寿液比服用黄酒更能加快心血管中的脂褐质的代谢。这说明益寿液对心血管的健康作用大于黄酒。

经动物实验测得的数据表明：在抗衰老、增强抗病能力等方面，益寿液与黄酒有明显的不同。

经 50 名志愿者的实验表明，服益寿液后，人体的抗病能力增强，精力充沛，食欲增加，睡眠好转，实验期间无一例感冒发热。

益寿液的功能包括：①增强抗病能力，去皮毛之疾（杀百邪恶毒气）；②溶解脂褐质，疏通血管（通血脉）；③增加胃液，促进消化（厚肠胃）；④调节情绪，促进睡眠（消忧发怒，宣言畅意）。

益寿液的服法：每次 30 至 50 毫升，每天 1 到 2 次。服后轻轻摇动四肢，保暖，避风。

益寿液的禁忌：胃酸过多者、有溃疡史者、肝功能不全者及对本品过敏者均不能饮用本品。

需要提醒注意的是：益寿液是一种功能食品，不是药品。

病案举例

案一：笔者小妹兰，女，53 岁。1998 年春节前家宴，席间突发心区不适，晕厥，立即服用麝香保心丸，十几分钟后苏醒过来。事后她告诉我当时已经二便失禁，可见情况十分危急。自发病次日起，我让她每日临睡前服用 50 毫升益寿液。第一年偶见心悸，服益寿液即能平复。后来，每年冬三月服用益寿液,每天50毫升。至今将近二十年了。每两年一次老年体检,心血管均见健康。

案二:高某某,女,53岁,财务科长。1996年夏,自诉:没有食欲已近一年,见饭就怕,勉强能吃一小碗粥,医生检查,无病,不知如何是好。

此为更年期综合征之一,《素问·阴阳应象大论》云:"年四十阴气自半。"妇女更年期气血衰弱,血少则消化液衰少,中焦不能如沤也。故见饭难以下咽。脾胃为后天之本,不治则危及健康。

益寿液三瓶,每日早上服50毫升。

当天服益寿液后即能吃饭一小碗。30天后饮食如常。

第十五章
中医药应用拓展新探索

现代医学以病为纲,医生是治病的主体。中医药以人为纲,人是抗病的主体。这是两个不同的医疗体系。寸有所长,尺有所短。能不能实现两者的互补呢？我看是可以的。

中医药的哲学思维帮助我们用新的视野来认识疾病,战胜疾病。

一、对渐冻症的新探索

现代医学中的肌萎缩性脊髓侧索硬化症(ALS),也称运动神经元病(MND)。它是上运动神经元和下运动神经元损伤后,导致包括球部、四肢、躯干、胸部、腹部的肌肉逐渐无力和萎缩。因本病逐渐发展加重,且至今没有有效的治愈方法,所以本病又被称为"渐冻症"。

现代医学认为渐冻症是由于患者的运动神经细胞受到侵袭而引起的肌肉萎缩症状。患者发病初期,会出现双手掌等部位的肌肉萎缩,逐渐向前臂,上臂发展,上肢肌肉有跳动感,走路呈剪刀步,四肢渐渐无力,进一步发展直至全身瘫痪,呼吸肌无力,最终因呼吸衰竭而死亡。

是什么侵袭了神经细胞? 不知道。原因不明,这就给渐冻症的治疗带来了困惑。

中医药对渐冻症的临床表现有独到的认识。《素问·六微旨大论》说:"是以升降出入,无器不有。故器者,生化之宇,器散则分之,生化息矣。"古人把生命的运动方式归纳为"升降出入"四个字,这很精确。这里的器,大到脏器,小到细胞,器是生命演化的场所,器散则细胞的生命终止,生命也就解体了。

我们已经知道毛孔是人与天气交通的门户。阳性气道不通或许可以诠释渐冻症发生的原因。中医学认为,气在细胞中的升降出入是生命的征兆。如果气在神经细胞中的运动受阻,则升降失职,出入无门,神经细胞的代谢不良就会产生水肿。这就可能导致运动神经细胞的凋亡或者变性硬化。当然,这个理论有待于临床研究验证。如果这样,那么渐冻症在窗口期是可以控制的,发展到后期那就难治疗了。

二、对流感的新探索

现代医学认为,流感病毒可分为甲型和乙型,甲型流感病毒和乙型流感病毒各自又能派生出许多变异,比如禽流感、猪流感等。

现代医学治疗流感的方法是：用药物来抑制流感病毒，比如达菲（奥司它韦）可治疗相应的流感，但不能应对所有的流感病毒；其次是注射流感疫苗，可是流感病毒常发生变异，故而一种疫苗不能预防所有的流感。

病毒是一种简单的生命，一个核酸加一个外衣，连细胞都算不上。可是，越是简单的生命，越容易变异，这种变异或许是病毒的本能。这就造成一个困惑：新药的研制永远跟不上病毒的变异步伐。这就是现代医药的短板，就像抗生素一样，人类用抗生素培养出了耐抗生素的超级细菌。

中医学论病毒所致的疾病，称之为温病，其特点是体温突然升高，并且持续，温病具有传染性。

明末清初的医生不知温病为何物，仍然以张仲景的伤寒之法治疗温病。以至于疫情蔓延，死者甚众。这就是古方今病不能相应的现象。

中医名家对温病进行了艰苦卓绝的研究。明代吴有性的《温疫论》，清代叶桂的《温热论》、薛雪的《湿热条辨》、吴瑭的《温病条辨》等都是讨论温病的专著，最后形成了温病学派。

吴瑭的《温病条辨》从中医学的阴阳出发，对温病的辨证最为精妙。《温病条辨》说："伤寒由毛窍而入，自下而上。始足太阳，足太阳膀胱属水，寒即水之气也，同类相从，故病始于此。古来但言膀胱主表，殆未尽其义。肺者，皮毛之合也，独不主表乎？治法必依仲景六经次传为祖法。温病由口鼻而入，自上而下，鼻通于肺，始手太阴。太阴金也，温者火之气，风者火之母，火未有不克金者，故病始于此，必从河间三焦定论。再寒为阴邪，虽《伤寒论》中亦言中风，此风从西北方来，乃鬐发之寒风也，最善收引，阴盛必伤阳，故首郁遏太阳经中之阳气，而为头痛身热等症。太阳阳腑也，伤寒阴邪也，阴盛伤人之阳也。温为阳邪，此论中亦言伤风，此风从东方来，乃解冻之温风也，最善发泄，阳盛必伤阴，故首郁遏太阴经中之阴气，而为咳嗽、自汗、口渴、头痛、身热、尺热等症。太阴阴脏也，温热阳邪也，阳盛伤人之阴也。阴阳两大法门之辨，可了然于心目间矣。""伤寒伤人身之阳，故喜辛温、甘温、苦热，以救其阳。温病伤人身之阴，故喜辛凉、甘寒、甘咸、以救其阴。"

时代不同了。如今流感病人一进医院，医生就会输液治疗，输液就是补阴，所以，现代的流感病人很少会进入到温病的中后期。

吴瑭发明了治疗温病的辛凉平剂——银翘散。银翘散治疗流感初起，它的功能是抑制流感病毒呢还是解除流感病毒的毒性？这就要对银翘散的组方与用法进行逐条的研究分析。

吴氏原文

太阴风温、温热、温疫、冬温，初起恶风寒者，桂枝汤主之;但热不恶寒而渴者,辛凉平剂银翘散主之。温毒、暑温、湿温、温疟,不在此例。

　　……

　　辛凉平剂银翘散方:连翘一两,银花一两,苦桔梗六钱,薄荷六钱,竹叶四钱,生甘草五钱,芥穗四钱,淡豆豉五钱,牛蒡子六钱。

　　上杵为散,每服六钱,鲜苇根汤煎,香气大出,即取服,勿过煎。肺药取轻清,过煎则味浓而入中焦矣。病重者,约二时一服,日三服,夜一服;轻者三时一服,日二服;夜一服;病不解者,作再服。(《温病条辨·上焦篇》)

原文解读

　　银翘散的处方组成:银花一两(30克),连翘一两(30克),牛蒡子六钱(18克),桔梗六钱(18克),薄荷六钱(18克),竹叶四钱(12克),生甘草五钱(15克),荆芥穗四钱(12克),淡豆豉五钱(15克)。

　　银翘散的用法:右杵为散。每服六钱(18克)。鲜苇根汤煎。香气大出,即取服,勿过煎。肺药取其轻,过煎则味厚,入中焦矣。

　　银翘散的服法:病重者约二时一服,日三服,夜一服;轻者三时一服,日二服,夜一服;病不解者,作再服。

中药解析

　　1.连翘,木犀科落叶小灌木连翘的果实。性微寒,味苦,功能清热解毒,临床应用:①用于外感风热或温病初起,常与金银花配合同用。②用于高热、烦躁、口渴或发斑疹等症。气分热常与金银花、玄参、生地黄等配伍,血分热常与牛黄、丹皮、赤芍等配伍。③用于疮疡肿毒、瘰疬、丹毒、乳痈等症,常与蒲公英、地丁草、玄参等配伍。

现代研究报道:连翘含连翘酚、齐墩果醇酸、皂苷、维生素P以及少量挥发油等。

药理:连翘有较广的抗菌谱,对金黄色葡萄球菌、志贺氏菌、溶血性链球菌、肺炎双球菌、伤寒杆菌以及流感病毒有抑制作用,连翘酚为抗菌之有效成分。还能显著抑制结核菌的生长。

连翘所含的齐墩果醇酸有强心利尿作用,维生素P能增强毛细血管的抵抗力,减低毛细血管的脆性和通透性,防止渗血。连翘煎剂有镇吐作用,能对抗洋地黄及阿朴吗啡所致之呕吐,说明其镇吐作用是抑制延髓催吐化学感受区的结果。

2.金银花,忍冬科半常绿缠绕性灌木忍冬的花蕾。性寒,味甘,功能清热解毒,临床应用:①用于外感风热或温病初起,常与连翘、牛蒡子等配伍。本品甘寒,既能清气分之热,又能清血分之热,又有轻微的宣散之功。②用于疮痈肿毒、咽喉肿痛,常与连翘、生甘草、桔梗等配伍。用于热毒引起的泻痢便血,常与黄连等配伍。

现代研究报道:金银花含环己六醇、黄酮类(为木犀草黄素-7-葡萄糖苷),并含肌醇,皂苷、鞣质等。茎含皂苷。

药理：金银花为较强的广谱抗菌中药,体外试验对金黄色葡萄球菌、溶血性链球菌、伤寒杆菌、痢疾杆菌、肺炎双球菌、脑膜炎双球菌等有抑菌作用。单味银花对小白鼠试验结核病有效,并有抗流感病毒及抑制铁锈色小芽孢癣菌等皮肤真菌的作用。

本品的水浸液比煎剂的抑菌作用强。这正是银翘散不能久煎的科学依据。金银花能与胆固醇结合,从而可以减少家兔肠道对胆固醇的吸收。

3.桔梗,桔梗科多年生草本植物桔梗的根。性平,味苦、辛,功能宣肺祛痰、排脓、利咽,临床应用：①用于咳嗽多痰、咽痛音哑,常与半夏、玄参、胖大海等配伍。②用于肺痈、喉痈等症,常与金锁匙、板蓝根、苇茎等配伍。

现代研究报道：桔梗含桔梗皂苷、植物甾醇及菊糖等。

药理：口服后其所含皂苷会刺激胃黏膜,引起轻度恶心,反射性地增加支气管分泌,使痰液稀释而易于咳出。桔梗皂苷有溶血作用,不能用于注射,口服后在消化道被水解,即无溶血作用。

4.薄荷,唇形科多年生芳香草本植物薄荷的茎叶。性凉,味辛,功能疏散风热、清利咽喉、透疹,临床应用：①用于风热感冒或温病初起有表证者。常与金银花、连翘等配伍。②用于咽喉红肿疼痛,常与桔梗、玄参等配伍。③用于麻疹初期,透发不畅,风疹及皮肤瘙痒,常与升麻、牛蒡、荆芥、蝉蜕等配伍。

现代研究报道:薄荷含挥发油(薄荷油),油中主要成分为薄荷脑、薄荷酮,还有醋酸薄荷脂及其他萜烯类化合物。

药理:薄荷煎剂对人型结核杆菌、伤寒杆菌有抑制作用。挥发油少量内服有发汗、解热及兴奋中枢的作用。外用能麻痹神经末梢,可消炎止痛止痒,并有清凉感。

5.竹叶,禾本科多年生草本植物淡竹叶的带茎的叶。性寒,味甘。功能:清热除烦,利尿。临床应用:用于热病之烦热、口疮、小便短赤、湿热黄疸等症,常与石膏、知母等配伍。

现代研究报道:淡竹叶含酚性成分、氨基酸、有机酸、糖类和涩味质等。

药理:淡竹叶对金黄色葡萄球菌、绿脓杆菌有抑制作用,有利尿作用,其增加尿量作用虽弱,但对增加尿中氯化物排出量的作用却较强。对实验性发热有解热作用,此外还有增高血糖作用。

6.生甘草,豆科多年生草本植物甘草的根茎和根。性平,味甘,功能补中益气、泻火解毒、润肺祛痰、缓和药性、缓急定痛,临床应用:①用于脾胃虚弱及气血不足等症。②用于疮疡肿毒、咽喉肿痛等症。③用于咳嗽气喘等症。④用于腹中挛急作痛。⑤减低或缓和药物的烈性。

　　现代研究报道：甘草含甘草甜素，系甘草的钾盐、钙盐，为甘草的甜味成分，此外还含甘草苷，为一种黄碱素苷，并含葡萄糖、蔗糖。另含一种苦味质甘草苦素，大多存于木栓细胞中，去皮为佳。

　　药理：甘草甜素有对抗乙酰胆碱的作用，并能增强肾上腺素的强心作用。有解毒作用，其机制包括葡萄糖醛酸结合解毒作用、甘草次酸的肾上腺皮质激素样作用、甘草甜素的吸附作用。甘草又有抗炎症、抗过敏的作用。能保护发炎的咽喉和气管的黏膜，减轻刺激，有助于止咳，故亦可用为保护性祛痰药。甘草次酸有明显的中枢性止咳作用，对 5-羟色胺等引起的支气管痉挛有保护作用。甘草流浸膏有缓解胃肠平滑肌痉挛的作用，抑制组胺所引起的胃酸分泌，用于溃疡病时，对溃疡面有保护作用。所含的黄酮类化合物有解痉和抗溃疡作用。甘草甜素能促进实验动物的胆汁分泌，并能降低胆红素，能使高血压患者血中胆固醇含量下降。甘草长期应用有引起水肿、高血压等副作用。

　　现代实验在治疗甲状腺肿时，甘草与海藻同用，未见不良反应。前人谓甘草反海藻、大戟、甘遂、芫花，有待研究。

　　7.荆芥，唇形科一年生草本植物荆芥的茎叶和花穗。性温，味辛，功能祛风解表、止血，临床应用：①荆芥有发汗解表的作用，无论风热感冒、风寒感冒均可配伍应用。

②用于麻疹透发不畅。③用于疮疡初起有表症者。④用于衄血、便血、崩漏等症。

现代研究报道：荆芥主要含挥发油，油中含右旋薄荷酮、消旋薄荷酮及少量右旋柠檬烃。

药理：荆芥对结核杆菌有抑制作用，煎剂或浸剂对实验动物有解热发汗作用。还能解除平滑肌痉挛以及促进疮癣等皮肤病变组织的吸收和愈合。

8.豆豉，豆科一年生草本植物黑大豆的种子，经加工发酵而成。江南均以辣蓼、青蒿、藿香、佩兰、苏叶、荷叶等鲜品打汁，另用麻黄煎汁，一起拌入黑大豆中，经蒸熟发酵而成。性微温，味辛，功能解表、除烦，临床应用：①豆豉的解表作用弱，治疗外感需与其他解表药配合。②用于胸中烦闷，虚烦不眠。

现代研究报道：豆豉含脂肪、蛋白质及酶等。

清代《冷庐医话》说："吴人畏服重药，马元仪预用麻黄浸豆发药，凡遇应用麻黄者，方书大豆卷，俾病家无所疑虑。"这说明江南一带的病家畏惧麻黄，医者为了消除患者的疑虑，遂用麻黄煎汁浸豆发芽而成豆卷。后来发展成以辣蓼、青蒿等鲜药打汁，与麻黄汁一起浸豆发酵的豆豉。

9.牛蒡子，菊科多年生直立草本植物牛蒡的成熟果实。性寒，味辛、苦，功能疏散风热、祛痰止咳、清热解毒，临床应用：①外感风热，咽喉肿痛。②麻疹透发不畅。③咳嗽咯痰不畅。④用于疮痈肿痛等症。

现代研究报道：牛蒡子含牛蒡苷、脂肪、少量生物碱及维生素 A、维生素 B_1 等。脂肪主要成分为软脂酸、硬脂酸的甘油酯等。

药理：牛蒡子煎剂对金黄色葡萄球菌、皮肤真菌有抑制作用，有利尿解热作用。牛蒡苷有通便，治疮毒之效。

10.苇茎，即芦根，禾本科植物芦苇的根茎。性寒，味甘，功能清肺胃之热、生津止渴，临床应用：①温病，高热口渴。②胃热呕吐。③肺热咳嗽，痰稠而黄。

现代研究报道：芦根含糖类、蛋白质、天门冬酰胺等。

药理：芦根能溶解胆结石，为鱼、蟹、河豚中毒的解毒剂。

方解与用法

银翘散方解：金银花、连翘清热而解毒，是为主药。流感病毒从呼吸道而入，咽喉为其门户，牛蒡子、桔梗利咽消肿，流感发热的解除在微汗，薄荷、荆芥、豆豉宣散风热，解表除烦，是为辅药。病毒伤人之阴，口渴欲饮，鲜苇茎清肺生津，淡竹叶除烦利尿，生甘草解毒和中，均为佐使。

流感病毒为什么会使人突然体温升高，持续不退，患者精神萎靡，头痛身痛。这是因为流感病毒会产生毒素，使感染者产生中毒的症状。前贤将银翘散制成丸剂或片剂，取名银翘解毒丸或片。这"解毒"二字最为中肯。

药理研究表明，在银翘散的十味中药，只有金银花、连翘对病毒有轻微的抑制作用，其作用不在抑制病毒而在解除病毒产生的毒性。

为什么流感病人服了银翘散，有的有用，有的没用呢？这是因为银翘散的服用，要讲究一定的方法。

银翘散的用法要点：

1.煎法：用鲜苇茎汤煮银翘散。

温病的治则为救阴，鲜苇茎能清热、生津，鲜苇茎味甘性淡，养阴而不恋邪。

2.香气大出即取服。肺药取其轻，过煎则入中焦矣。

香气是银翘散的药用成分，前贤曰：轻可去实。香气能透表祛邪，金银花的药理研究：金银花的水浸液比煎剂的抑菌力强，这就从药理学的视野，揭示了肺药取其轻的科学性。所以，银翘散煮沸二三分钟，香气大出，即可熄火，盖上盖子焖五六分钟，便可服用。煎煮时间过长，香气尽失，药汁浓厚，中药作用于胃肠而不是肺了。那就有害无益。事实上的确有人像熬补药一样煎煮银翘散。其结果是不但不能解除流感病毒之毒性，而且会影响消化功能。

3.银翘散解毒的途径是微汗，不是大汗。等到尿液中闻到中药的气味，药物就起作用了。

4.服法：每 4 小时服 1 次。重者白天服 4 次，夜服 1 次。轻者白天服 2 次，夜服 1 次。

病案实例

案一：2018 年元旦。小妹打电话来说：外孙小豆豆传染到流感了,体温 38.5 ℃,精神不振。问:吃中药还是去医院。

小豆豆,男,6 岁,幼儿园小朋友中出现流感,不幸被传染上了。主症:体温 38.5 ℃,精神萎靡,食欲不振,身痛,咽喉不适,流泪。

答:此为流感,西药不如中药快捷。

处方:金银花 10 克,连翘 10 克,薄荷 3 克,桔梗 3 克,荆芥 6 克,牛蒡子 10 克,豆豉 10 克,鸭跖草 10 克,生甘草 3 克,冬瓜子 10 克。

我对银翘散作了两处改动,以鸭跖草替代竹叶,以冬瓜子替代鲜苇茎。

鸭跖草,鸭跖科植物一年生草本植物鸭跖草的全草。性寒,味甘,功能清热解毒、利尿,临床应用:①外感发热,或发热不退。②咽喉肿痛,痈肿疮疡。③用于小便不利。

现代研究报道:鸭跖草含花青素类,为飞燕草次苷,另含黏液质、淀粉。

药理:鸭跖草煎剂对金黄色葡萄球菌、链球菌都有抑制作用,有明显的退热作用,可用于流感发热。鸭跖草比淡竹叶的功效更好。

冬瓜子,葫芦科一年生蔓生草本植物冬瓜的种子。性寒,味甘,功能清肺化痰、排脓,临床常用于肺热咳嗽、肺脓疡、肠痈。

现代研究报道:冬瓜子含葫芦己碱、腺嘌呤、脂肪。

从前苏州的各大中药店均备有鲜苇茎,养在水井之中备用。现在没有了,农贸市场上也难觅鲜芦根。临床用干芦根,不如用冬瓜子。

煎法:中药用自来水浸 1 小时,煮沸后煎 2 分钟,熄火,焖 5 分钟,倒取头汁,如法再煎取二汁,两汁合并,待用。

服法:一岁服一汤匙,体温 38.5 ℃以上,2 小时 1 次,同时测体温 1 次,观察体温温度曲线,曲线向下即可放心服用。38 ℃以下改为 4 小时 1 次。

服至第三次时体温开始下降。一夜无事,第二天早上,体温已经正常。

案二:小安安,男,3 岁。幼儿园小朋友感染流感,不幸被传染到了。高热不退,精神不振,不思饮食。

此为流感,速用中药。

处方:金银花 10 克,连翘 10 克,薄荷 3 克,桔梗 3 克,荆芥 6 克,牛蒡子 10 克,豆豉 10 克,鸭跖草 10 克,生甘草 3 克,冬瓜子 10 克。

煎法:中药用自来水浸 1 小时,煮沸后煎 2 分钟,熄火,焖 5 分钟,倒取头汁,如法再煎二汁,两汁合并,待用。

服法:一岁服一汤匙,38.5 ℃以上,2 小时 1 次,同时测体温 1 次,观察温度曲线,曲线向下即可放心服用。38 ℃以下 4 小时 1 次。

当夜,药后热退,病愈后第二天,去公园玩耍,不慎受凉,回家后自言喉咙不舒服,下午开始发热,至 38.5 ℃。

服银翘散后热退复升,恐怕为细菌感染,去某医院就诊,医生诊断为扁桃体炎,用抗生素治疗,当天热退,两天痊愈。

三、食疗新探索

1. 范伯群与胡桃夹

范伯群教授用一生心血填平了雅俗文学的鸿沟,其著作《中国近现代通俗文学史》改写了中国现代文学的历史,直到临终他念念不忘的还是自己的研究项目。

因为长期从事脑力劳动,范老有严重的失眠症。每天要服半片进口的安眠药。是药三分毒,进口的安眠药虽好,但也是有副作用的,思维变慢,反应迟钝。这可是读书人的大忌。这时,有人向他推荐,分心木可治疗失眠。

为此他向我咨询。

范老怕我不知分心木为何物,解释说:"分心木就是胡桃的夹膜。葑门横街上有人现剥胡桃肉卖,分心木是其副产品,三十元一斤。"说着拿出一包分心木来。

我取出一片分心木用口尝之,味微涩。说:"胡桃夹,药典不载,中药店无售,属于民间单方。苏州人有句民谚:单方一行气煞名医。民间智慧不能小视。何不试试,最多没用。"

是日,范老于临睡前取少许胡桃夹泡茶饮之,谁知竟一夜熟眠,喜出望外。

从此范老摆脱了对进口安眠药的依赖。直到临终思维清晰。

胡桃夹,胡桃科植物胡桃种仁的隔膜,民间称分心木,药典不载,《中药大辞典》也没有记录。李时珍在《本草纲目》的胡桃条的发明中言:洪迈云:迈有痰疾,以胡桃肉三颗,生姜三片,卧时嚼服,即饮汤二呷,又再嚼桃,姜如前数,即静卧,及旦而痰消咳止。又溧阳洪辑幼子病痰喘,凡五昼夜不乳食,后服人参胡桃汤,即新罗人参寸许,胡桃肉一枚,煎汤一蚬壳许,灌之,喘即定。明日以汤剥去胡桃皮用之,喘复作,仍连皮用,信宿而瘳。此方不载书册,盖人参定喘,胡桃连皮能敛肺故也。

胡桃皮有收敛肺气的功能,胡桃夹的性味相近,功能也应相近。

胡桃的形状如同人脑,夹膜生在胡桃肉之间。胡桃夹应该有疏通大脑的功能。故民间用之治疗失眠。

《内经》有"肺主魄"之说。魄为精神意识之一,呼吸平静或者能帮助入睡。

胡桃夹的安眠作用值得进一步研究,一种新的安眠疗法等待我们去发现。

2. 王卓人的灯心草

王老退休后应邀在王鸿翥堂药店坐堂行医,王老医名远播,慕名求医者众多。

1988 年有一位小病人引起了我的注意。那是一个十二三岁的男孩,圆圆的脸,大大的眼睛,开口就带三分笑,煞是可爱,也不知为什么这男孩胖得有些异常。

我问他妈:"是不是激素用多了。"

他妈妈惊讶地问:"你怎么知道的?"

我说:"胖有健康的也有病态的。他的胖有些病态。"

他妈说:"没错,流感引起了肾炎,现在肾炎是好了,内分泌却乱了,一天到晚喊肚皮饿,吃得多,又不肯动,不胖才怪呢?"

我说:"今天王医生坐堂,让他给把把脉吧。"

一个小时过后,母子俩高兴地拿了处方来配药,我接过处方一看:生黄芪 15 克,党参 10 克,白术 10 克,茯苓 10 克,附片 3 克,菟丝子 10 克,山萸肉 10 克,杜仲 10 克,泽泻 10 克,灯心草 1 克。

中药是我的主业,方解信手拈来:黄芪、党参、白术、茯苓健脾补气以化水湿,黄芪生用升阳利水之功更强,附片振奋阳气,水属于阴得温则化,菟丝子、山萸肉、杜仲补肝肾、强筋骨,泽泻、灯心草利水。

只是这灯心草淡而无味,不知是有何药用价值?

中午休息,王老要我陪他去观前街逛逛,我便问起那位小病人的情况。

王老点头说:"没错,是激素造成的内分泌紊乱,西医没法治了,让他来瞧瞧中医有没有好的办法。"

我问:"不知这灯心草有何用途?"

王老说："这孩子的胖属于内分泌紊乱，水分和钠盐在体内的潴留，属于病态，经云：淡能渗湿，灯心草能将水分慢慢地排泄出去。蛮好格。"

我想这淡而无味的灯心草也是一味良药。

回到家中我找出了《中药临床手册》。

灯心草，灯心草科多年生草本植物灯心草的茎髓。

灯心草，性微寒，味甘、淡，功能清热利水，临床用于心烦不眠、小便淋涩等症，能使上部郁热下行，而从小便排泄。

现代研究报道：灯心草含阿拉伯树胶及木胶等成分。

此后的复诊中，小男孩的处方始终不变，只是灯心草的剂量由 1 克增加到 1.5 克，最后定格在 3 克。

小男孩服了三个月中药，眼看着身体中滞留的水分逐渐消失，母子俩那个高兴就别说了。逢人就夸王医生的神来之作。

临床中，王老遇到肾炎水肿、蛋白尿的病人，都喜欢用灯心草，剂量从 1 克至 2 克不等，往往能收到显著的效果。

几年以后我才明白其中的道理，灯心草味淡，含有胶质，灯心草煎液通过胃肠道的吸收，能将滞留在细胞中的水分和钠盐置换出来。这就是"淡能渗湿"的由来。

有人说水是淡的，喝水管用何必服中药。水当然有渗透作用，但是水进入胃肠道后很快从尿液中排出体外，细胞中潴留的水分和钠盐被置换的极少。味淡的中药则不然，它还含有胶质之类的物质，含有胶质的水溶液能进入血液、淋巴，促进细胞中潴留的水分和钠盐置换出来。这是水无法比拟的。

中药是有灵气，只有你懂得中药，中药才能为你所用。

王老常说："药无贵贱之分，是药都能治病。"

王老在临床中只用对的，不用贵的。一草一木，无不得心应手，不愧为中药的知心之人。

苏州人有句俗语：药对症吃口汤，药勿对症船来装。说得太形象化了。

孙思邈在《千金翼方·药名》中说："论曰：有天竺大医耆婆云：天下物类皆是灵药，万物之中无一物而药者，斯乃大医。"

王卓人医师配得上"大医"的称号。

3. 感冒的食疗

在医院里就诊的儿童，有三分之一是普通的感冒。恶寒发热、喷嚏大作、咽痛、咳嗽等症，多为受寒而致。

《素问·上古天真论》说："因于寒，欲如运枢。"感受寒邪的时候，毛孔要像门户一样开关自如。毛孔又名气门，为阳性气道的门户，是人与天气交通的管道。寒为阴邪，阻遏阳气，毛孔异常关闭则肺气不能宣发，郁而为热，此时人的四肢就会发冷，故恶寒发热，这就是寒阻肌表。

《素问·上古天真论》又言："体若燔炭，汗出而散。"体温即使升得很高，汗出便可解除。这就是中医发汗解表法的出处。

西药的解热镇痛药,也是通过汗来调节体温的。好的中医能够控制汗量的大小,西医是无法控制汗量的。

中医学认为,汗血同源,汗出伤阴,阴是物质,阳是功能;对于老人、儿童来说只宜微汗、小汗,不宜大汗,切忌反复发汗。

散寒解表的食疗可用生姜、葱白、红枣汤。

取生姜5片,连须葱白5根,红枣(撕破)10枚,加水2碗,煎至1碗。

每服1碗。服汤后,隔15分钟,吃热粥一小碗,周身微汗,寒气便得解脱。

加减法:咳嗽多痰者加生白萝卜汁约50毫升;食积者,加麦芽10克、鸡内金3克,同煎;便溏者,加莲肉10克、芡实10克,同煎。

注意:小儿脏腑娇嫩,易虚易实,变化莫测,用食疗无效者,速去医院就诊。

后 记

2017 年 7 月 1 日,《中华人民共和国中医药法》正式实施,为以师承方式学习中医或者经多年实践医术确有专长的人员打开了一条从医的通道。对此,我备受鼓舞,激励着我在中医药的探索上不断有所收获。

涓涓小溪汇成大海,只要每个人为中医药传承创新贡献出一份力量,新时代的中医药就会以崭新的面貌呈现在世人面前。这就是中国人的文化自信。

将中医药的哲理与现代医学结合起来实现中医药的精准治疗,这是我的中国梦。

邵蔚连

2018 年 2 月 19 日